KB081630

면역항암치료의 이해

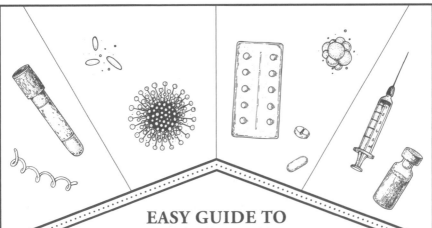

EASY GUIDE TO
CANCER IMMUNOTHERAPY

면역항암
치료의 이해

| 김찬·전홍재 지음 |

과연 인류는 암과의 전쟁을 종결시킬 것인가

청년의사

이 책을 쓰는 저자들은 종양내과 의사들입니다. 외과 의사는 초기나 중기암을 수술하여 완치에 이르게 하지만, 종양내과 의사들이 치료하는 대상은 주로 말기암 환자입니다. 그러다 보니 우리가 치료하는 환자 중에는 남은 시간이 제한된 분이 많습니다. 우리는 이 환자분들에게 남은 시간을 조금이라도 늘려주고, 암으로 인한 고통을 조금이라도 줄여주기 위해 암과 치열하게 싸우고 있습니다. 하지만 말기암 환자의 완치는 쉽지 않고, 항암 치료에 내성이 생기면 결국 환자들과 작별해야만 하는 것이 우리 종양내과 의사의 숙명입니다. 20년 가까이 수많은 암 환자를 보면서 셀 수 없는 죽음을 목격했지만, 이러한 이별은 여전히 아프고 익숙해지지 않습니다.

하지만 최근 면역항암치료의 등장으로 우리의 힘겨운 숙명에도 조금씩 희망적인 변화가 일어나고 있습니다. 예전 같았으면 작별했을 말기암 환자 중 일부가 면역관문억제제 신약 치료 이후 믿을 수 없는 반응을 보이면서 결국에는 완치에 이르게 되었습니다. 우리는 면역항암제가 처음 도입된 10여 년 전부터 이러한 사례를 하나둘 목격할 수 있었습니다. 암 치료의 새로운 시대가 열릴 것임을 직감하게 되었고, 면역항암치료 연구에 매진하게 되었습니다. 그 당시 면역항암치료가 우리를 매료시킨 이유는 무엇이었을까요? 아마도 말기암 환자를 치료하면서 우리가 의사로서 느낀 무력감, 좌절감을 면역항암치료를 통해 극복할 수 있다는 희망을 보았기 때문이 아니었을까요?

우리는 오랜 암 환자 치료 경험을 통해, 치료 초반에 화학항암제나 표적항암제 치료로 암이 치료 반응을 보여도 결국 똑똑한 암세포는 진화하여 항암제에 내성을 만들어내고, 우리는 결국 암과의 전쟁에서 패배할 가능성이 높다는 것을 알고 있었습니다. 하지만 면역항암제는 달랐습니다. 면역항암제가 공략하는 타깃은 기존의 항암제와 달리 암 자체가 아닙니다. 우리 몸에서 제대로 기능을 못 하고 있던 우리 자신의 면역계입니다. 암은 특정 약제에 대해서는 진화를 통해 쉽게 내성을 만들어낼 수 있지만, 활성화된 면역계에 대해서는 내성을 보이기 쉽지 않습니다. 따라서 면역항암치료에 효과를 보이는 환자들은 말기암 환자라 하더라도 장기 생존뿐 아니라 완치까지도 기대할 수 있게 됩니다. 이러한 성과들이 조금씩 쌓이고 인정받게 되면서 2018년 노벨 생리학·의학상은 면역항암치료 개발의 토대를 제시한 제임스 앨리슨 교수와 혼조 다스쿠 교수에게 돌아갔습니다. 그리고 2022년 현재 면역항암치료는 암 치료의 중요한 축으로 자리 잡게 되었습니다.

그사이 우리 팀도 면역항암치료 관련 연구와 진료에서 적지 않은 성과들을 이루어냈습니다. 우리의 면역항암제 연구 결과들이 미국암학회지의 표지 논문으로 선정되기도 했고, 한국연구재

단에서 뽑은 올해의 기초연구에 선정되기도 했으며, 무엇보다 병합 면역항암치료를 통해 상당수의 암 환자에게서 장기 생존을 이끌어내기도 하였습니다. 또 우리 클리닉에서 면역항암치료와 신약 임상연구에 대한 정보를 얻어가는 환자들이 점점 늘어갔습니다. 하지만 대부분의 국내 암 환자들이 면역항암치료에 대해 얻을 수 있는 정보는 매우 제한적입니다. 내가 진단받은 암에 면역항암치료가 효과 있는지, 그리고 효과가 있다면 어떤 면역항암제를 어떻게 맞을 수 있는지에 대한 정보를 찾을 수가 없습니다. 영문으로는 쉽게 찾을 수 있는 기본적인 정보들조차 국내 서적이나 인터넷 등에서는 거의 찾을 수가 없습니다. 또한 논문으로 발표된 최신의 정보들은 환자들이 접근하고 이해하기에 너무 어렵습니다. 일부 비전문가들이 근거 없는 내용을 본인들에게 유리한 방향으로 작성하여 홍보에 이용하는 사례도 있습니다.

이러한 안타까운 상황에 조금이라도 도움이 될 수 있기를 희망하면서, 우리는 2019년 7월 블로그를 통해 면역항암치료 관련 정보를 공유하기 시작했습니다. 사실 우리는 진료와 연구에 고군분투하면서 기본적인 SNS조차 할 틈이 없어 정말 어려운 결정이었지만, 블로그에 대한 반응은 아주 뜨거웠습니다. 암 환자들과 보호자들의 면역항암치료 정보에 대한 갈증은 예상보다 훨씬 컸습니다. 그래서 최근 몇 년간 매우 바쁜 스케줄 속에서도 블로그 포스팅을 멈출 수 없었습니다. 그러던 중에 블로그에 연재했던 내용을 포함한 면역항암치료 정보를 체계적으로 정리해 집필

해달라는 요구가 있어, 작년부터 틈틈이 작업하여 이렇게 책으로 출간하게 되었습니다.

이 책의 1부에서는 면역항암치료의 기본적 이해를 도울 수 있는 내용을 담았습니다. 너무 복잡한 학문적인 내용보다는 환자들의 눈높이에서 이해를 도울 수 있는 기본적인 내용을 담았습니다. 2부에서는 면역항암치료를 받는 환자들에게 실질적으로 도움이 되는 치료 과정의 안내 및 부작용 관리 등에 대한 내용을 다루었습니다. 마지막으로 3부에서는 현재에도 끊임없이 진화 중인 면역항암치료의 미래에 대해 소개해보았습니다. 이 책을 통해 지금도 어둠 속에서 길을 헤매고 있는 암 환자와 보호자들에게 조금이라도 도움이 되기를 희망합니다.

면역항암치료의 눈부신 발전은 이제 막 시작되었습니다. 페니실린의 발견이 인류를 감염병으로부터 해방시킨 첫걸음이 되었듯이, 지금의 면역항암제 발견은 인류를 암과의 전쟁에서 승리로 이끌 실마리가 될 것이라고 기대합니다.

이 책이 완성되기까지 우리를 믿고 따라주시는 환자와 그 가족들에게 감사의 마음을 전합니다. 또한 우리가 어려운 길을 두려움 없이 갈 수 있게 항상 지지해주는 가족들과 우리 팀원들 그리고 이 책을 꼼꼼히 감수해준 오랜 친구 아주대병원 김창우 교수님에게도 감사드립니다.

2022년 5월, 판교에서
김찬, 전홍재

CONTENTS ————————————————————————

3부   면역항암치료의 미래 전망

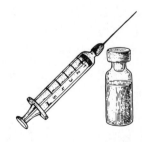

1부

면역항암치료의
이해

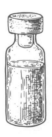

1장

끝날 때까지
끝난 것이 아니다

간암의 면역항암치료

말기 간암 환자의 호전 사례

30대 후반의 남성 L씨는 우리에게 면역항암치료(Cancer immunotherapy)의 효과를 아주 강하게 각인시켜준 환자다. L씨는 다른 병원에서 간세포암 치료를 받던 중, 암이 간문맥으로 번지는 바람에 졸지에 2개월 시한부 판정을 받았다. 이전 병원에서의 마지막 치료는 방사선이었으나 안타깝게도 간암이 더 진행되었고, 수소문 끝에 마지막 희망을 품고 우리 병원에 오게 된 것이다.

L씨를 처음 만났을 때는 왼쪽 간의 대부분을 차지하는 거대한 암이 이미 간문맥을 침범한 상태였고, 오른쪽 간에도 여러 개의 간내 전이가 보였다. 20ng/mL보다 낮아야 정상 수치인 간암표지

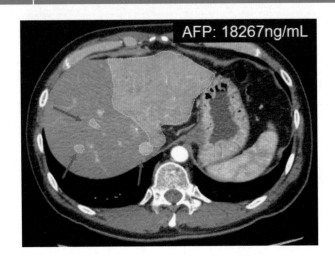

그림 1-1 L씨의 최초 CT 사진. 왼쪽 간을 거의 다 차지하고 있는 거대 간암을 비롯해, 오른쪽 간 여러 곳에도 작은 간 전이들이 진행된 모습을 확인할 수 있다.

AFP: 18267ng/mL

자, AFP(알파태아단백) 수치도 무려 18,267ng/mL로 나타나 매우 절 망적인 상황이었다(그림 1-1).

간세포암에서 간문맥 침범이 있으면 병기는 널리 쓰이는 바르 셀로나 기준인 BCLC(Barcelona Clinic Liver Clinic) C에 해당하므로 다 른 장기에 전이된 간암과 마찬가지로 항암치료의 대상이 된다. 하 지만 환자가 항암치료를 견뎌내기 위해서는 항암제를 해독해주 는 간의 기능이 잘 보존되어 있어야 하는데, 다행히 L씨는 간 기 능이 정상이었으므로 항암치료를 시작할 수 있었다.

우리는 한창 젊은 나이인 L씨에게 가능한 한 모든 기회를 주기 위해 노력했다. 전통적인 항암치료는 물론이고 신약 임상시험과 표적항암제(Targeted therapy)인 넥사바(Nexavar) 치료까지 시도했지만, 기대와 달리 결과는 좋지 못했다. 병이 더 진행되어 기존 간암의 크기뿐 아니라 전이된 숫자도 늘어난 것이다. 간암표지자인 AFP 수치도 그사이 2배 이상 상승했다. 아쉬운 결과에 우리도, L씨도 크게 실망했다.

이때가 2017년 말이었다. 2017년은 간암 치료에 있어 큰 의미가 있는데, 우리는 이 시기를 L씨 덕분에 또렷이 기억한다. 2017년 9월 면역항암제인 옵디보(Opdivo)가 미국 식품의약국(FDA; Food and Drug Administration)에서 승인되어 우리나라에서도 간암 환자들에게 면역항암치료의 기회를 줄 수 있게 되었기 때문이다.

다행히 L씨 역시 옵디보 치료를 받을 수 있게 되었고, 우리는 지체 없이 바로 치료를 시작했다. L씨는 특별한 부작용이나 불편감 없이 힘든 치료 과정을 잘 따라와 주었다. 잘 알려진 것처럼 옵디보나 키트루다(Keytruda)와 같은 면역관문억제제는 기존 항암치료에서 나타날 수 있는 부작용이 적다는 장점이 있다. 두 달간의 옵디보 치료 후 첫 CT를 찍어 반응평가를 했을 때, 우리는 그 결과에 놀라지 않을 수 없었다. 영상검사에서 기존에 보이던 간암 덩어리들이 거의 사라진 것이다(그림 1-2). AFP 수치 역시 급격히 떨어졌다.

모두가 기쁜 마음으로 좀 더 정밀한 검사 결과를 보기 위해 한 달 뒤 간 MRI 검사를 시행했는데, 간에 있는 암의 상태를 가장 정확하게 볼 수 있는 MRI 검사 결과 또한 놀라웠다. 간에 보였던 병

그림 1-2   L씨의 치료 시기별 CT 결과

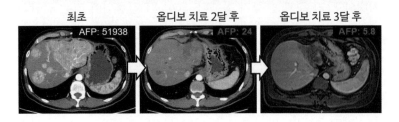

변들이 영상학적으로 모두 사라진 것은 물론, AFP 수치 또한 정상화된 것이었다. 우리와 처음 만났을 때 자신에게 남은 시간이 2개월뿐이라는 말을 들었던 30대 환자 L씨는 2년 이상 암이 재발하지 않은 상태로 옵디보 치료를 잘 마쳤다.

아쉽게도 면역항암제를 투여받은 모든 환자에게서 이런 좋은 결과가 나타나는 것은 아니다. 하지만 면역항암치료의 효과가 있으면 이렇게 극적인 결과가 가능하다는 점은 주목할 만하다. 면역항암치료를 받은 진행성 간암 환자의 15~20%가 좋은 치료 반응을 보이며, 그러한 환자들은 장기 생존이 가능할 것으로 예측된다. 물론 '고작' 5명 중 1명이라는 수치 자체가 치료받는 환자의 입장에서는 만족스럽지 못할 수도 있다. 하지만 많은 환자와 만나고 이별하는 일을 평생 반복해야 하는 종양내과 의사의 입장에서는 이별을 생각하고 있던 5명의 환자 중 '무려' 1명의 환자라도 계속 만날 수 있다는 건 매우 고무적인 일임에 틀림없다.

간암 환자에서 면역항암치료의 전제 조건

최근 몇 년 사이 다양한 항암제의 효과가 새롭게 입증되면서 여러 치료 옵션이 생겨났다. 이는 간암 분야에서도 마찬가지이다. 그러나 이러한 다양한 치료 옵션의 기회를 대한민국 환자들에게 최대한 제공하기 위해서는 두 가지 전제 조건이 필수적이다.

먼저 정상적인 간 기능이 유지되어야 한다는 점인데, 이 부분이 간암의 항암치료가 다른 암의 항암치료보다 어려운 이유다. 예를 들어 유방암을 항암치료할 때 유방의 기능은 크게 중요시하지 않을 수 있고, 피부암을 항암치료할 때도 피부의 기능은 중요한 고려 사항이 아닐 수 있지만, 간암은 다르다. 간 기능이 떨어지면 항암치료를 시작조차 하지 못할 수 있기 때문이다. 우리가 사용하는 대부분의 항암치료법은 암의 진행을 막는 데 도움이 되지만, 동시에 항암제가 간을 통해 대사되어 간 기능을 악화할 수도 있다. 따라서 치료 전에 간 기능 저하가 확인된 환자는 항암치료를 시도하지 못하거나, 시작하더라도 치료 중에 간 기능이 떨어지면 항암치료를 중단해야 한다. 게다가 우리나라 간암 환자들의 80~90%는 간경변(Liver cirrhosis, 간이 딱딱해진다는 뜻으로 '간경화'라고도 불린다)이 동반되어 간의 기능이 이미 저하된 경우가 많다.

다른 또 하나의 전제 조건은 환자의 경제적인 여건이다. 다양한 항암제가 효과를 입증하여 식약처의 승인을 받더라도 아직 급여화[●]가 되지 않아 고가인 경우가 많다. 이로 인해 여러 임상적인 요건이 맞아떨어지더라도 경제적인 이유로 항암치료를 받지 못하는 안타까운 일이 벌어진다.

점차 늘어나고 있는 항암치료 옵션과 신약 임상시험은 '넥사바'만이 유일한 항암치료제였던 이전과는 다른 상황을 열어가고 있다. 간 기능을 떨어뜨릴 수 있는 색전술 등의 국소치료에 내성이 생긴 환자들에게는 동일한 치료를 반복적으로 시행하기보다, 조금이라도 간 기능이 보존된 상태에서 신속히 항암치료로 전환하여 치료 효과를 극대화하는 치료 전략이 세계적인 추세가 되고 있다. 앞선 사례에서 소개한 환자처럼 간암 4기를 포함한 더 많은 진행성 간암 환자들이 다양하고 새로운 치료제들의 효과를 충분히 누릴 수 있기를 깊이 바란다.

● 환자의 비용 부담을 줄일 수 있도록 국민건강보험에서 비용을 일부 분담하는 것으로 9장에서 상세하게 다룬다.

방광암, 요로상피세포암의
면역항암치료

방광암은 방광에 생기는 악성 종양을 말한다. 흔하지 않은 암 중 하나로, 우리나라에서는 매년 4,300명이 방광암으로 진단받는데 이 중 10~15%는 처음부터 폐, 간, 뼈와 같은 다른 장기에 암이 전이된 상태로 발견된다. 이런 상태를 4기 방광암, 또는 전이성 방광암이라고 한다. 암세포가 혈관이나 림프관을 따라 머리 끝에서 발끝까지 돌아다니고 있는 상태이므로 방광만 잘라내는 수술이 큰 의미가 없기에 항암치료를 우선하게 된다.

방광암은 그동안 많은 사람에게 치료가 어려운 암으로 알려져 왔다. 대부분의 환자가 70세 이상의 고령이며, 안타깝게도 지난 40여 년 동안 항암제의 발전이 정체된 상태였기 때문이다. 2015

년까지는 백금계 항암제[*]인 시스플라틴(Cisplatin)이 가장 중요한 치료 약제였는데, 초반에는 일부 반응이 있지만 대부분 내성이 생겨 치료 1년 이내에 사망하는 것이 일반적이었다. 게다가 재발이 잦은 전이성 방광암의 특성상 환자의 5년 생존율은 5%에 불과한 실정이었다. 하지만 2015년 이후 수많은 새로운 약이 개발되어 사용되기 시작했고, 최근 면역항암제가 등장하면서 방광암 치료에도 희망이 보인다.

방광암 호전 사례

면역항암제로 방광암을 치료하면서 기억에 남는 환자는 65세 여성인 C씨다. C씨는 2017년 6월에 방광암으로 첫 진단을 받았는데, 이미 온몸의 뼈에 전이되어 있었다. 사실 암세포는 우리 몸 곳곳을 돌아다니면서 여기저기에 다 전이될 수 있지만, 그중에서 제일 나쁜 게 뼈나 뇌에 전이된 경우다. 최초 진단 당시에 경추, 흉추, 요추까지 광범위하게 전이되어 있는 방광암은 흔하지 않은데, C씨가 바로 그런 사례였다. 뿐만 아니라 조직검사상 인환세포암(Signet ring cell carcinoma, 반지 모양 세포)으로 판명되었는데,

---

[*] 플래티늄(platinum)이라고도 하며, 백금을 변형하여 만든 항암제의 종류이다. 시스플라틴, 카보플라틴, 옥살리플라틴과 같이 '플라틴'으로 끝나는 항암제들이 모두 백금계 항암제에 해당한다.

1부_면역항암치료의 이해

이것은 아주 나쁜 예후를 시사하는 세포형이기에 냉정하지만 6개월 이상 생존하기 어려울 것으로 예상되는 상황이었다.

이미 온몸에 암의 전이가 진행되었던 C씨는 곧바로 방광암 치료의 기본이자 표준 항암제였던 젬시타빈(Gemcitabine)과 시스플라틴을 이용한 항암치료를 첫 번째로 시작했다. 하지만 예상대로 매우 공격적이었던 C씨의 방광암은 항암치료에 별다른 반응을 보이지 않았다. 게다가 심한 구역질로 식사도 못 할 정도로 부작용이 나타나는 바람에 항암치료를 지속하기도 어려웠다. 결국 C씨는 첫 항암치료를 시작한 지 4개월 만에 치료를 중단할 수밖에 없었고, 혹시나 해서 검사해본 PD-L1(Programmed cell death-ligand 1) 결과도 음성이 나와서 매우 실망스러운 상황이었다. 현재 널리 사용되고 있는 면역항암제 중 대표 격인 면역관문억제제가 PD-1, PD-L1, CTLA-4 등의 '관문'에 작용하므로, 이들 검사 결과가 양성으로 나오면 면역항암제를 써볼 수 있기 때문이었다.

사실 2017년 당시만 해도 방광암에서의 면역항암치료에 관한 좋은 사례가 많지 않았다. 특히 PD-L1이 음성이면 치료 반응률이 10% 내외에 불과하기에 효과에 대한 확신이 없는 상태에서 건강보험 지원도 되지 않는 고가의 약제를 추천하기 어려웠다. 다행히 환자와 가족들이 경제적으로 여유가 있었고, C씨는 물론 모든 가족이 면역항암치료에 강한 의지를 보여 PD-1 면역항암제인 키트루다 투여를 시작했다. 그리고 결과는 기대 이상으로 훌륭했다. 면역항암제 치료 2개월 만에 뼈 전이로 인한 통증

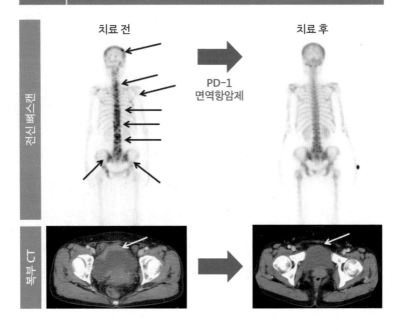

그림 1-3 │ C씨의 치료 전후 결과 비교

치료 전 　　　　　　　　　치료 후

PD-1
면역항암제

전신뼈스캔

복부 CT

이 많이 가라앉았고, CT와 전신 뼈스캔 검사에서 방광 및 뼈의
전이암이 많이 줄어든 것을 확인할 수 있었다(그림 1-3).

　처음 진단 당시 6개월 이상 생존하기 어려울 것이라고 여겨졌
던 C씨는 20개월이 지나도록 좋은 컨디션을 유지하며 치료 일정
을 열심히 따라주었다. 환자의 상태가 많이 호전되면서 암 환자
인지 알기 어려울 정도로 일상적인 생활을 할 수 있게 되었고, 심
지어 가족여행을 다녀오기 위해 원래 3주 간격이던 치료 기간을
4주 간격으로 조절해준 적도 있었다. 한 달간의 유럽 여행을 마

친 C씨의 얼굴은 처음 진료실에 들어오던 말기 암 환자의 그것과 180도 달라져 있었다. 가족들의 행복한 표정이 우리에게도 큰 보람이자 기쁨이었음은 두말할 나위가 없다.

　지금은 2017년보다 상황이 훨씬 좋아져서 사례 속 환자처럼 고무적인 결과가 점점 늘어나고 있다. 어떠한 어려운 상황이더라도 의료진과 환자, 가족들이 모두 힘을 모아 머리를 맞대고 고민하다 보면 기적 같은 일이 생기기도 한다. 최근 6년 사이에 빠른 속도로 새로운 치료법들이 개발되면서 이제는 방광암 치료의 암흑기가 끝나가는 것이 아닐까 기대해본다. 점점 더 좋은 항암제들이 등장할 것으로 예상되고, 여러 종류의 약제를 함께 투여하는 병합치료법이 연구 단계에 있다. 의료진과 환자 모두 이전의 절망적인 결과만을 보고 미리 실망할 필요 없이 적극적으로 치료법을 모색하면서 새로운 희망을 찾았으면 하는 마음이 간절하다.

담도암, 담낭암의
면역항암치료

다발성 간 전이 담낭암 호전 사례

2018년 12월에 만났던 70대 남성 환자 A씨는 한눈에 보기에도 안색이 좋지 않았다. 복부 불편감이 있어 병원을 찾은 A씨는 검사 결과 다발성 간 전이를 동반한 담낭암을 진단받았다. A씨가 처음 내원하여 시행한 CT 사진을 보면 담낭에서 출발한 암이 주위로 퍼져 간의 여러 곳에 전이된 것을 알 수 있다(그림 1-4). 남은 정상 부분을 찾기 힘들 정도로 이미 간 전체를 암이 뒤덮고 있었다.

담낭(쓸개)은 간에서 만들어진 담즙이 일시적으로 저장되는 장기로, 담즙이 배출되는 길(담도 또는 담관)에서 발생하는 간내 담도암, 간외 담도암, 담낭암을 모두 담도암(Biliary tract cancer)으로 분

그림 1-4   A씨의 최초 CT에서 보이는 간 전이 소견(노란색)

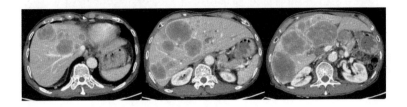

류하여 치료한다. A씨처럼 수술할 수 없을 정도로 여러 군데에 전이된 담도암의 현재 표준치료는 고전적인 세포독성 항암제 (Cytotoxic chemotherapy)인 젬시타빈과 시스플라틴을 병합하는 방법 이다. 이 치료법은 2010년 영국에서 발표한 3상 임상시험을 통해 효과가 입증된 이후 거의 10년간 표준치료법이라는 타이틀을 유지하고 있는데, 바꿔 말하면 최근 다른 암에서 새로운 항암치료 법이 눈부시게 발전했음에도 담도암은 10년간 예외였다는 의미 이기도 하다.

담도암은 진단이 늦고 예후가 나빠 새로운 항암치료법 개발의 선봉장일 법도 한데 어째서 이렇게 소외되어왔을까? 아마도 담도암이 그 심각성과는 별개로 전체 암 중에 차지하는 비율이 높지 않아 제약회사들의 연구개발에서 최우선적 고려 사항이 아니고, 그나마 대부분의 담도암이 우리나라를 비롯한 동양에서 발생하므로 그간 서구에서 주도하는 암 연구에서 많이 다뤄지지 않았기 때문일 것이다. 또한 최근에는 발생 위치가 다른 간내 담도암, 간외 담도암, 담낭암을 유전학적으로 각기 다른 종류로 취급해야 한다는 개념까지 대두되면서 담도암의 연구가 더욱 복잡하고 어려워지는 실정이다.

A씨 역시 표준치료법인 세포독성 항암제 치료를 시작했다. 하지만 A씨가 고령이기에 치료 후 일반적으로 발생하는 항암제 부작용을 고려하지 않을 수 없었다. 따라서 우리는 A씨에게 일반적인 치료 용량의 절반으로 용량을 감량하여 치료를 진행했다. 치료는 3주 간격으로 진행되었고 다행히 A씨는 2차(6주) 항암치료 후 시행한 영상검사에서 좋은 치료 반응을 보였다. 하지만 세포독성 항암제의 큰 한계는 치료를 거듭할수록 내성이 생기고, 효과가 장기간 지속되기 어렵다는 점에 있다. 환자도 처음에는 좋은 치료 반응을 보였지만 4차(12주) 치료 후에 시행한 CT에서는 병이 다시 악화하는 양상을 보였다.

우리가 담도암을 치료하는 전문가로서 그동안 가장 안타까웠던 것 중 하나가 담도암에서 확립된 '2차 항암치료법'의 부재였다. 전이성 암에서 1차 항암치료법을 시도했지만 결국 반응이 없어지면서 암이 진행하게 되면 약제를 변경해야 하는데, 이를 2차 항암치료법으로 일컫는다. 2차에서 재발하면 3차, 4차로 가면 되는 것 아닌가 싶겠지만, 암의 종류에 따라 효과가 입증된 항암치료의 종류와 차수가 다양하다. 담도암에서는 앞서 언급한 세포독성 항암제가 1차 항암치료법으로 자리매김했을 뿐 그 이후의 치료법은 없던 중, 최근에 폴폭스(FOLFOX)● 항암치료가 2차 치료제로 3상 임상연구에서 성공적인 결과를 보였다. 그나마 다행인 점은 지금까지 효과를 보고한 연구를 바탕으로 몇 가지 치료 옵션이 비급여로 사용 가능하다는 것이다. 그중 하나가 면역항암제(엄밀히는 면역관문억제제)로, 현재 PD-L1 발현이 있는 담도암 환자에게 면역항암제를 사용하는 것이 가능하다.

A씨의 경우 다행히 PD-L1 검사가 양성으로 확인되어 면역관문억제제 치료를 시작했다. 치료 시작 후 얼마 지나지 않아 복부 팽만감이 호전되었으며, 치료 6주째 시행한 CT 검사에서 간의 병변이 많이 줄어든 것을 확인할 수 있었다(그림 1-5).

면역항암제에는 여러 가지 장점이 있는데, 가장 큰 장점은 부작용이 적어서 A씨와 같은 고령의 환자들에게도 부담이 덜하다

| 그림 1-5 | A씨의 치료 시기별 CT |

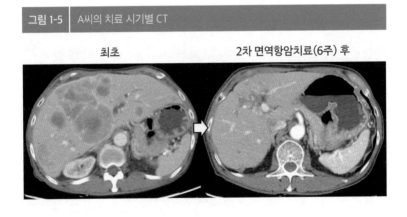

최초   2차 면역항암치료(6주) 후

● 대장암에서 가장 많이 사용되는 표준치료로 5-FU, 류코보린, 옥살리플라틴을 병용하는 항암치료법이다.

는 점이다. 미국의 카터 전 대통령도 90세였던 2015년에 뇌까지 전이된 4기 흑색종(피부암)을 진단받았지만, 키트루다를 사용한 면역항암치료 후 완치되어 2022년 현재까지 생존하고 있다. 면역항암제의 또 다른 장점은 모든 환자에게 동일한 효과를 보장하지는 못하더라도, 효과를 보이는 환자에게는 그 효과가 장기간 지속될 수 있다는 점이다.

A씨는 현재 간의 전이 병변들이 거의 보이지 않을 정도로 줄어든 상태로, 암 표지자 CA19-9 수치 또한 정상화되었으며 지금도 3주마다 외래에 면역항암제 주사를 맞으러 방문하고 있다.

전이성 담도암 호전 사례

아내와 함께 우리를 찾아온 60대 남성 B씨는 간내 담도암을 진단받았다. 진단 당시 다발성 임파선 전이 및 뼈 전이가 있어 전이성 담도암, 즉 4기 담도암이었다. 1차 항암치료를 진행했지만 치료 후 CT에서 약 20% 이상의 크기 증가를 보였고 복부 통증과 구역·구토 증상이 점차 심해졌다. 항암치료에 반응이 없고 빠르게 증상이 악화하여 안타깝지만 환자와 가족에게 호스피스, 즉 임종을 준비하는 부분까지 설명하고 퇴원할 수밖에 없었다.

하지만 다행히 그 시기를 전후하여 담도암 조직에서 PD-L1 발현이 있는 환자를 대상으로 사전신청 요법을 통해 키트루다 투여가 가능해졌다. 키트루다는 담도암 조직에서 PD-L1 염색상 1% 이상의 발현이 있어야 사용이 가능하며, 2차 이상의 항암치료법으로 의료진이 사전신청을 해야만 투여할 수 있었다. 하루가 급한 암 환자를 위해 제도가 점차 개선되어 현재는 비교적 수월해졌지만, 당시만 해도 사전신청 요법을 하려면 병원에 다학제위원회가 설치되어 있어야 하고 여러 단계의 건강보험심사평가원 승인이 필요한 번거로운 작업이었다. 하지만 눈앞의 환자를 보고도 모른 척할 수 없어 사전신청과 동시에 B씨의 담도암 조직으로 PD-L1 검사를 했고, 다행히 10%의 발현이 확인되어 마지막으로 키트루다 치료를 시도할 수 있었다.

치료 후 B씨는 증상이 급격히 호전되었고 반응평가를 위해 진행한 첫 CT에서 간 병변의 크기가 눈에 띄게 줄어든 것은 물론, 다발성 임파선 전이도 크게 줄어든 모습을 확인할 수 있었다(그림 1-6). 암의 크기가 줄어들면서 환자의 통증도 많이 사라졌고, 흔히 나타나는 부작용인 구토나 구역질, 탈모도 나타나지 않았다. 이후 B씨는 3주 간격으로 면역항암치료를 지속했고, 가장 최근에 진행한 CT 결과를 보면 임파선 전이는 거의 흔적만 남아 있으며 간 병변도 많이 줄어들었다. B씨는 1년 넘게 면역항암치료를 받으면서 탈모, 구역질, 구토 등의 부작용은 없었지만 장기간 면역항암치료를 받으면 흔히 발생하는 갑상선 기능 저하증이 발생하여 호르몬 제제를 복용하는 것 외에는 매우 건강하고 활기찬 생활을 하고 있다.

그림 1-6 | B씨의 치료 시기별 CT

최초   면역항암치료 후

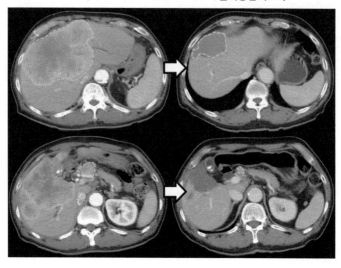

여러 번 언급했듯이 모든 면역항암치료가 A씨나 B씨에게서처럼 좋은 결과를 보이는 것은 아니다. 개인적으로는 담도암에서 표준치료, 신약 임상시험과 같은 좋은 치료 기회를 포기하면서까지 면역항암치료를 진행하는 것에 대해서는 부정적인 입장이다. 그 이유는 담도암에서 면역항암치료의 치료 반응률이 다른 암과 비교해 조금 낮은 편이기 때문이다. 지금까지 발표된 2상 임상연구들에서의 치료 반응률은 10%를 넘지 못하며, 이는 우리 환자들의 치료 경험에 비춰 보더라도 다르지 않다.

이러한 한계를 극복하기 위해 현재 면역관문억제제의 단독치

료보다는 기존 항암치료와의 병합치료를 통해 치료 효과를 향상하고자 하는 신약 임상시험이 여러 병원에서 진행되고 있고, 이 시도들이 담도암 환자들에게 좋은 기회가 될 것으로 기대하고 있다. 여전히 담도암은 치료하기 쉽지 않은 암으로 예후가 나쁜 것이 사실이지만, 면역치료제와 앞으로 나올 다양한 표적치료제가 고무적인 임상연구 결과를 발표하고, 빠른 시일 내에 이들 신약들이 환자의 치료에 도입되어 희망을 줄 수 있기를 바란다.

위암의 면역항암치료

같은 장기에 생기는 암이라도 여러 요소에 따라 각기 다른 분류가 가능한데, 위암은 젊은 환자와 나이 많은 환자의 양상이 달라 이에 따른 분류를 할 수 있다. 다시 말해서, 젊은 사람이 걸리는 위암이 있고 나이 든 사람이 걸리는 위암이 있다는 의미이다. 젊은 환자에게는 유전적 요인(CDH1 유전자 돌연변이 등)이 더 많은 영향을 주는 반면, 고령 환자에게는 환경적 요인(헬리코박터 감염 등)의 영향이 큰 것으로 추정된다.

실제로 내시경과 조직검사 결과에서도 둘은 완전히 다른 모양을 보이곤 한다. 젊은 위암 환자 중에는 위벽을 침범하면서 안으로 파고드는 미만형(diffuse type)이 많고, 고령 환자 중에는 위암이 덩어리를 만드는 장형(intestinal type)이 많다. 전이 유형도 다른데, 젊은 환자는 암이 위벽을 뚫고 들어가 복막에 전이되는 사례가 많지만, 고령 환자는 혈관을 타고 간, 폐로 전이되는 사례가 더 많다.

이러한 차이에도 불구하고 이들은 현재 동일한 치료 방침에 따라 치료받게 된다. 보통 위암 환자의 표준 항암치료에는 세포독성 항암제, 표적치료제, 면역항암제가 모두 포함된다. 체력이 뒷받침되는 젊은 위암 환자들은 치료 과정에서 이 세 가지 항암치료를 모두 시도해볼 수 있지만, 고령의 환자들은 비교적 가벼운 부작용도 견디기 힘들 수 있어 세포독성 항암제를 쓰기 어려운 경우가 많다.

나이가 많을수록 다른 공격적인 치료 옵션을 선택하기가 어려우므로 고령의 위암 환자에게 면역항암치료는 새로운 대안이 될 수 있다. 부작용이 덜해서 기존 항암치료에 비해 상대적으로 편하게 장기간 치료를 유지할 수 있으며, 반응률이 젊은 위암 환자보다 더 높다는 점도 장점으로 꼽을 수 있다. 최근 완전관해*를 보인 위암 환자들 중에는 고령인 환자가 많았다.

재발한 위암의 면역항암치료 사례

힘겨운 수술을 견뎌내고 암과의 싸움에서 이겼다고 생각했던 70대 초반의 여성 P씨는 암이 재발했다는 소식을 듣고 절망에 빠

---

* 암세포가 영상학적으로 완전히 사라지는 현상.

졌다. 주변 사람들의 적극적인 설득으로 P씨는 용기를 내서 항암
치료를 시작했지만, 항암치료는 수술보다 더 어렵고 힘겨웠다. 결
국 더 이상의 항암치료는 어렵다고 생각한 P씨는 치료를 중단하
고 남은 생을 조용히 마무리하기로 결정했다가, 마지막으로 한
번만 더 치료를 받아보자는 딸의 설득에 우리를 찾아오게 되었다.

　P씨는 이전 병원에서 더 이상의 치료는 어렵다는 진단을 받은
후였지만 딸의 적극적인 권유로 우리가 진행하던 면역항암제 임
상시험에 참여하기로 결심했다. 당시 면역항암치료는 위암의 경
우 3차 치료에서만 쓸 수 있지만, P씨는 재발 후 1차에서 치료를
중단한 상태였다. 그래서 2차 치료에서 PD-1 면역항암제를 시도

| 그림 1-7 | P씨의 치료 시기별 CT |

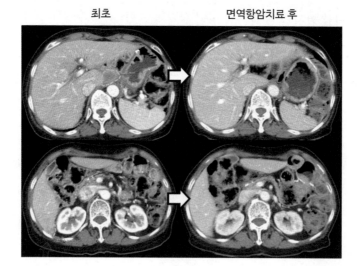

최초　　　　　　　　면역항암치료 후

해볼 수 있는 신약 임상시험을 수행하던 우리를 찾아온 것이었다.

환자는 이전 항암치료에서 심한 부작용으로 많이 지치고 힘들었지만, 면역항암치료는 부작용이 적고 몸에 무리가 가지 않는다는 사실과 자신을 위해 적극적으로 나서주는 딸을 위해 용기를 냈다. 이후 치료 반응이 아주 좋아 모든 것이 거짓말처럼 정상으로 돌아오기 시작했다. 2년간 면역항암치료를 받은 후 영상검사에서 더 이상 암이 보이지 않게 되었고, 치료를 종결하고 5년이 지난 현재까지도 환자는 건강하게 잘 지내고 있다.

말기 위암의 면역항암치료 사례

70대 후반 남성 H씨는 위암 4기를 진단받고 먼저 세포독성 항암제로 1차 치료를 시작했지만, 항암제에 전혀 반응하지 않은 채 바로 전이가 진행되었다. 약제를 변경하여 2차 치료로 세포독성 항암제인 탁솔(Paclitaxel)과 표적치료제인 사이람자(Cyramza)를 같이 투여했는데, 일시적으로 효과가 있었지만 암이 다시 진행하여 복수가 차오르는 지경에 이르렀다. 복수가 차면 배가 부르고 음식을 거의 먹지 못하며 숨이 차게 되므로 주기적으로 관을 통해 배액해야만 증상이 좋아진다. 여기까지 오면 환자 또한 여생이 얼마 남지 않았음을 직감하게 된다.

위암 치료에 반응이 없으면서 복수가 차기 시작한다면 의사로서도 환자와의 이별을 생각하게 된다. 환자에게 본인의 상황을 정확하게 알려주는 것 또한 의사의 의무이기에 최악의 상황에 대해 설명해야만 했다. "이전 치료에 모두 큰 반응이 없고, 현재는 임종을 준비하셔야 하는 상황입니다. 마지막으로 저희가 면역항암치료를 시도해볼 수 있지만, 이미 병이 많이 진행되어 큰 효과를 기대하기 어려울 수도 있습니다." 환자와 가족은 고민 끝에 마지막 치료를 받지 않으면 후회할 것 같다며 투약을 결정했다.

환자의 전신 상태가 좋지 않았기에, 원래 외래에서 주사로 맞아도 되는 약제지만 면밀한 관찰을 위해 입원한 상태로 첫 번째 옵디보 치료를 했다. 특별한 부작용은 없었지만 입원을 유지한 채 2주 후 두 번째 옵디보 투여를 하고 퇴원했는데, 그때까지만 해도 다음번 외래 예약을 하면서 어쩌면 다음에는 환자를 못 만날 수도 있겠다고 생각했던 기억이 난다.

2주 후, 3차 투여를 위해 내원한 환자는 놀랍게도 많이 호전되어 있었다. 매일 복수를 빼야만 겨우 숨 쉬고 식사할 정도였는데, 옵디보 치료를 시작하고 나서는 점점 복수제거시술의 횟수가 줄어들더니 나중에는 복수가 거의 사라진 것이다. 3차 투여가 끝난 후 촬영한 CT는 이전보다 확연히 좋아진 결과를 보여주었다. 환자 역시 전에 비해 상태가 많이 좋아져서 음식을 먹고 일상생활도 조금씩 하게 되었다며 좋아했다. 환자는 2년간 2주마다 면역항암치료를 받았고, 마지막 영상검사에서는 아예 암이 보이지 않을 정도로 호전되어 치료를 종결했다. 어렵고 절망적인 상황이었지만

그림 1-8 H씨의 치료 시기별 CT

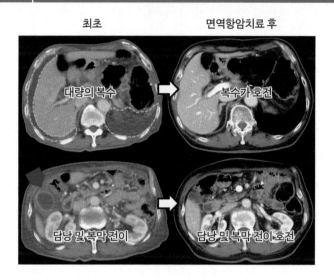

최초   면역항암치료 후

마지막 치료를 포기하지 않았기에 잘 이겨낸 것이라 생각한다.

앞서 말했던 것처럼 고령의 위암 환자는 체력 소모가 많고 부작용을 견디기 힘들어해서 항암치료를 중도에 포기하거나, 아예 시작하지 못하는 경우도 많다. 하지만 면역항암제는 부작용이 거의 없어 고령의 환자라도 적은 부담을 가지고 시도해볼 수 있다. 실제로 세포독성 항암제 치료를 경험한 뒤에 더 이상의 항암치료를 원하지 않는다는 환자들도 면역항암제 치료 과정은 무리 없이 견뎌낼 때가 많고, 앞서 살펴본 두 사례에서 볼 수 있듯이 치료 효과도 좋았다.

면역항암제가 모든 환자에게 효과 있는 것은 아니라는 명제는 위암에서도 마찬가지다. 보통 위암의 면역항암제 단독치료 반응률은 전체 암종의 평균인 10~15% 정도에 포함되지만, '모 아니면 도' 식으로 반응 있는 환자는 생존 기간이 크게 늘어난다. 암과의 싸움에서 역전 만루 홈런이 가능한 것이다. 이로 인해 최근의 연구들은 어떤 특성을 가진 암이 면역항암제에 반응을 보이는가에 집중되어 있다.* 의사, 환자 모두 면역항암제에 대한 기대와 더불어 현실과 한계를 명확하게 인식하고 치료를 시작해야 한다.

암은 불행의 대명사처럼 여겨지며 완치가 불가능한 병이라는 인식이 여전히 강하다. 하지만 앞서 살펴본 환자들의 사례처럼 많은 사람이 지금도 암을 이겨내고 평화로운 일상을 살아가고 있다. 의학의 발전은 여러 질병의 완치를 목표로 빠르게 이뤄지고 있으며, 그 한복판에 암이 있다. 지금도 다양하고 효과적인 약물과 치료법이 개발되고 있으므로 포기하기에는 이르다. 끝날 때까지는 아직 끝난 것이 아니기에.

● 자세한 내용은 6장에서 상세히 다룬다.

1부_면역항암치료의 이해

2장

면역항암치료의
기본 원리

암은 왜 생길까?

인체는 약 30조 개의 세포로 구성되어 있다. 정자와 난자가 만나 세포가 증식(복제를 통해 수적으로 늘어나는 것)하고 분화(다양한 역할을 담당하도록 특성을 가지게 되는 것)하면 무수히 많은 세포가 만들어지고, 이들에게는 각각의 임무가 주어진다. 피부세포는 외부의 자극으로부터 혈관과 근육 등 인체 내부를 보호하고, 장의 점막 세포는 섭취한 음식을 소화하고 흡수한다. 이렇게 매일, 매 순간 정해진 규칙을 지키며 살아가던 세포가 기능을 다 하면 죽어서 없어지고, 새로운 세포가 분열하여 다시 그 역할을 맡는 일을 반복한다. 사람의 출생과 노화를 꼭 닮았으니 하나의 작은 우주가 아닐 수 없다.

한 사람이 평생 겪는 세포 분열의 총횟수는 무려 1경 번에 달

한다. 분열 과정마다 세포들은 자신의 DNA 정보를 복제하는데, 셀 수 없이 많은 복제 작업이 반복되는 가운데 의도하지 않은 실수가 생길 가능성이 존재한다. 물론 우리 몸은 오랜 시간 진화해오면서 이러한 실수를 완벽에 가깝게 교정할 수 있게 되었다. 세포 하나가 분열할 때 DNA 염기쌍 30억 개 정도가 복제되는데, 이때 발생 가능한 실수, 즉 돌연변이(mutation)는 2~3번에 불과할 뿐이어서 대부분 유전자의 기능에 큰 영향을 미치지 않는다. 하지만 평생에 걸쳐 일어나는 방대한 세포 분열 과정 중 돌연변이 발생이 계속 반복된다면 무슨 일이 벌어질까?

유전자 돌연변이의 축적이 암을 비롯한 다양한 질환의 원인이라는 사실이 밝혀진 것은 100년도 채 되지 않았다. 평생 돌연변이가 일정한 확률로 발생하고 이것이 축적된다면, 당연히 평균 기대수명이 낮았던 여러 세기 전보다 100세 시대를 이야기하는 현시대에 암이 발생할 위험성이 높을 수밖에 없다. 최근의 연구 결과들은 DNA의 복제 오류가 가장 많은 암 발병 원인이라는 사실을 가리키고 있다. 32가지의 대표적인 암 발병 요인을 조사한 한 연구에서는 외부 환경 요소가 암 발병 요인 중 29%, 유전은 5%에 불과한 반면, 가장 많은 66%가 바로 DNA 복제 오류 때문임을 밝힌 바 있다.

가끔 암 환자나 가족들이 잘못된 식습관과 생활 습관, 심리적 스트레스, 유전 때문에 암이 생긴 것이라는 생각에 자책하며 괴로워하는 모습을 본다. 물론 피해야 할 유해한 요소들을 이미 가지고 있다면 암 진단 이후부터라도 의지를 가지고 교정해나가는 과정이 필요하다. 하지만 의학적으로 이러한 요소들보다도 DNA 복제 과정에서 생기는 운명의 장난이 암 발생에서 가장 많은 부분을 차지하므로, 일성 부분 확률에 따른 영역이라고 보는 것이 더 정확하다.

우리가 점점 더 오래 살게 됨에 따라 자연스럽게 암 발병 확률도 덩달아 높아지게 되었다. 2022년 국가암등록통계에 따르면 현재 한국인이 평균 수명까지 생존했을 때 어떤 종류든 암에 걸릴 확률은 10명 중 3~4명에 달한다(남자 80세 기준 39.9%, 여자 87세 기준 35.8%). 다행히 이러한 운명의 장난을 극복하기 위해 암과 싸울 수 있는 여러 무기 또한 눈부시게 발전하고 있다. 1970년대 미국의 닉슨 대통령은 인류 최초의 달 착륙 성공을 통해 얻게 된 과학기술에 대한 자신감을 암과의 전쟁 선포로 표방했고, 암에 대항할 수 있는 무기의 발전 속도는 특히 2000년 이후 점점 빨라져, 마침내 2010년대에는 면역항암치료가 암과의 전쟁 최전선에 본격적으로 등장하게 되었다.

1부_면역항암치료의 이해

암과의 싸움에 사용되는 무기들: 수술, 방사선, 항암제

암이 발견된 이후 인류는 암과의 기나긴 싸움을 지속해오고 있다. 현재 우리 손에 쥐어진 무기들은 크게 수술, 방사선치료, 항암치료로 분류할 수 있다.

수술

먼저 가장 단순하면서도 강력한 무기가 수술(surgery)이다. 이는 몸을 열고 칼로 암을 직접 떼어내는 방법으로, 적어도 3천 년 전부터 행해졌을 것으로 추정되는 전통적인 방법이자, 고형암(덩어리를 이루는 암)에서는 유일한 치료법이다. 특히 다른 장기로 전이

되지 않은 초기암의 완치를 위해서는 수술이 가장 중요하다.

하지만 암이 주변 조직으로 깊이 파고들어 있거나 다른 장기로 전이가 되었다면 일반적으로 수술을 권하지 않는다. 초기라면 암만 제거하면 되지만, 이미 전이가 된 후라면 암 주변의 장기들도 함께 제거해야 해서 수술 자체가 불가능하거나 체력적인 부담이 커지기 때문이다. 설사 육안적으로 제거가 가능하더라도 눈에 보이지 않는 먼지보다도 작은 암세포가 이미 혈액을 따라 머리끝에서 발끝까지 돌아다니고 있을 수도 있다. 심지어 큰 수술을 받았는데 불과 몇 달 만에 다른 부위에서 재발하여, 결국 환자나 집도의나 힘들게 수술을 시행한 의미가 없어지는 사례도 흔하다.

방사선치료

방사선치료(radiotherapy)는 20세기 초에 도입된 치료법으로, 강력한 방사선을 암 부위에 조사하여 암세포를 죽이므로 국소적인 암을 제거하기에 유용하다. 보통 방사선치료는 수술로 접근하기 어려운 위치에 있는 암을 제거하거나, 커다란 암의 크기를 일차적으로 줄여 수술을 더 쉽고 완전하게 시행하기 위한 사전 작업으로 많이 쓰인다. 특정 암종이나 위치에 따라서는 방사선치료가 수술보다 나은 경우도 있어서 수술에 앞서 시도하기도 한다. 또한 암이 뼈나 뇌에 전이되어 증상이 심하게 나타났을 때, 비록 완치 목적은 아니더라도 전이 부위에 방사선을 조사하여 증상을 완화하기도 한다.

방사선은 수술이나 항암치료보다 덜 침습적인 치료법이지만 부작용이 없지는 않다. 암이 있는 부위만 방사선이 지나가는 것이 아니라, 그 앞뒤로 몸을 관통하고 지나가면서 어쩔 수 없이 몸의 다른 부분도 피해를 보기 때문이다. 예를 들어 목뼈에 전이된 암을 방사선으로 치료하면 목뼈의 앞에 있는 식도가 방사선의 경로에 포함되어 식도염, 궤양 등이 생길 수 있다.

항암치료

항암치료(chemotherapy)는 1950년대부터 개발된 치료법으로, 암 덩어리 자체를 국소적으로 처리하는 앞의 두 방법과 다르게 전신에 영향을 미치는 게 목적이다. 주사로 맞거나 경구로 복용하는 항암제가 몸 안에 흡수되면 곳곳으로 퍼져, 우리 몸속을 돌아다니거나 이미 어딘가에 전이되었을지 모르는 암세포들을 공격하게 된다. 이러한 특성으로 인해 항암치료는 수술이나 방사선치료가 어려운 전이암을 치료하는 데 우선 고려할 만한 무기가 된다. 또한 수술로 눈에 보이는 모든 암을 제거했더라도 CT, MRI와 같은 검사에서 나타나지 않고 어딘가에 숨어 있을지 모르는 미세 잔존 암세포를 없애기 위해 항암제를 투여하기도 한다.

가장 먼저 개발된 항암제는 세포독성 항암제(Cytotoxic chemother-apy)로, 항암치료라는 단어를 듣고 흔히 떠올리는 힘겹고 고통스러운 이미지들은 대부분 이 세포독성 항암제의 부작용에서 기인한다. 암세포는 일반 세포보나 비교적 빠르게 분열하는 특성이 있어서, 세포독성 항암제는 분열이 빠른 세포를 주된 공격 대상으로 삼는다. 지금까지 세포독성 항암제는 암세포를 직접적으로 공격하여 상당한 성과를 거두어왔고, 약제를 통해 암을 치료할 수 있다는 희망을 품게 해주었다. 하지만 그에 따른 부작용 역시 만만치 않았다. 세포독성 항암제가 암과 정상 세포를 완벽히 구별하지 못하기 때문에 분열이 빠른 피부점막세포, 모낭세포, 골수세포와 같은 정상 세포들까지 공격하여 구내염, 설사, 탈모, 빈혈, 면역 저하와 같은 부작용이 나타날 수밖에 없었다.

또한 혈액암을 제외한 대부분의 암에서는 세포독성 항암제를 단독 사용하여 암을 완전히 치유할 수 없었다. 1960년부터 2000년대 초반까지 수백여 종의 세포독성 항암제가 개발되면서 연구자들은 치료 효과를 높이기 위해 다양한 세포독성 항암제를 서로 병합하거나, 용량을 늘리거나, 투여 일정과 간격을 조절해보았다. 그중 일부는 효과를 보였지만, 계속해서 동일한 방식을 적용하기에는 한계가 분명했다. 암의 특성, 특히 유전자와의 연관성에 대한 정확한 이해가 부족한 상태에서 무작정 우리 몸에 융단 폭격을 가한 셈이었기 때문이다.

고민과 정체가 지속되던 중 2000년을 전후해서 표적치료제

(Targeted therapy, 표적항암제)라는 새로운 돌파구가 열렸다. 표적치료제는 세포독성 항암제와는 달리 암 내부에 존재하는 특정 분자 표적만을 공격하는 약제로, 융단 폭격이 아닌 정밀한 유도 미사일 공격인 셈이다. 2000년 이후 수많은 표적치료제가 개발되면서 항암치료에 큰 진전이 있었고, 덕분에 수많은 암 환자가 더 오래 생존할 수 있게 되었다.

문제는 암이라는 적이 예상보다 더 강한 생존의 대가라는 점이었다. 표적치료제가 암이 가지고 있는 A라는 특성을 공격하면, 암은 A라는 특성 대신 B라는 특성을 진화시켜 표적치료제의 공격을 피해 끈질기게 살아남는다. 따라서 한 가지 표적치료제로 암을 1년 정도 잘 치료하다가 슬그머니 내성이 생겨 더 이상의 효과가 없어지면 어쩔 수 없이 다른 표적치료제로 바꿔야 하는 일들이 비일비재하게 벌어진다. 물론 이렇게 약을 교체하면서도 암 환자들의 생존 기간이 비약적으로 늘어난 것은 큰 발전이지만, 완치로 더욱 가까이 갈 수 있는 또 다른 방법은 없을까?

면역항암치료의 등장

이러한 상황에서 등장한 것이 바로 면역항암치료다. 비록 면역항암치료가 모든 환자에게 보장된 결과를 제공하진 않지만, 면역항암치료 덕분에 이전에 불가능했던 일들을 이제는 더 이상

| 그림 2-1 | 항암제의 세대별 특성. 발전 단계에 따른 분류로 효능과는 무관하다. |

항암제 작용 원리의 비교

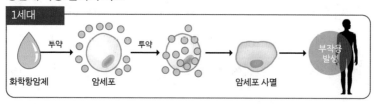

1세대

화학항암제　투약　암세포　투약　암세포 사멸　부작용 발생

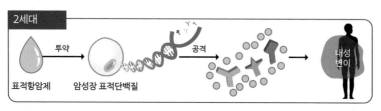

2세대

표적항암제　투약　암성장 표적단백질　공격　내성 변이

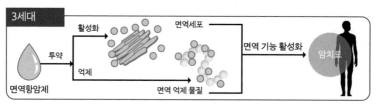

3세대

면역항암제　투약　활성화　면역세포　면역 기능 활성화　암치료
억제　면역 억제 물질

드물지 않게 경험할 수 있게 되었다.

　그림 2-1은 세 가지 항암제의 종류를 분류하여 각각 세포독성 항암제를 1세대, 표적치료제를 2세대, 면역항암제를 3세대로 표현했다. 다만 이러한 세대 분류는 환자들이 항암치료의 발달 단계에 대해 이해할 수 있도록 도식화한 것일 뿐, 1세대나 2세대 약제 효과가 떨어진다거나 더 이상 사용하지 않는다는 의미가 아니다. 심지어 수술 후 세포독성 항암제만으로 보조 치료를 하

면 충분한 환자가 요즘 최신 약제인 면역항암치료제를 맞는 것이 어떨지 문의를 해오기도 한다.

실제로 암 치료를 할 때는 이 세 종류의 항암제가 모두 중요하며, 한 환자에게도 상황에 따라 번갈아 사용하거나 함께 사용하는 경우가 많다. 또한 같은 종류의 암이라도 환자에 따라 표적치료제나 세포독성 항암제 중 더 나은 선택을 해야 할 때도 있어, 환자와 암종 모두의 특성에 따라 맞춤형 치료를 하는 것이 최선의 방법이다.

인체의 면역계:
선천면역과 적응면역

　면역항암치료가 무엇인지 알려면 우선 면역계에 관한 이해가
필요하다. 우리 몸은 스스로를 보호하는 복잡하고도 강력한 방
어 체계를 갖는데 이를 '면역계'라 한다. 몸속의 장기와 조직, 세
포 등은 서로 긴밀하게 연결되어 있고, 면역계는 이들이 협력하
여 몸에 해로운 것들을 물리치는 일종의 네트워크라고 할 수 있
다. 이러한 면역계는 선천면역(Innate immunity)과 적응면역(Adaptive
immunity)으로 나뉘며, 우리 몸의 건강을 지켜주는 이중 보안 체계
라고 생각하면 쉽다(그림 2-2).

　먼저 우리 몸에 세균이나 바이러스 같은 병원균이 침투하면 가
장 먼저 선천면역이 작동한다. 선천면역은 다른 말로 '비특이적
면역', '1차 방어 작용', '자연면역' 등으로도 불리며, 특정한 병원

그림 2-2 선천면역과 적응면역을 담당하는 여러 세포들. 이 중 면역항암치료에서 가장 중요한 킬러 세포는 세포독성 T세포(CD8 T세포)이다. [출처: Dranoff G. "Cytokines in cancer pathogenesis and cancer therapy". *Nature Reviews Cancer* 2004;4(1):11-22.]

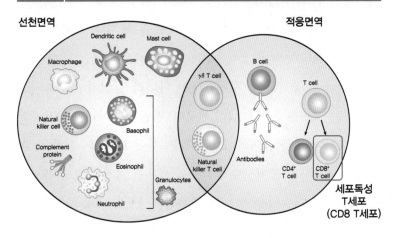

체 자체를 기억하고 반응하는 것이 아니라 적의 대략적인 패턴을 보고 신속하게 반응하는 면역계다. 우리 몸을 둘러싼 피부나 점막과 같은 방어막, 대식세포(macrophage), 수지상세포(dendritic cell), NK세포(NK-cell), 호중구(neutrophil) 등이 선천면역에 해당한다. 선천면역세포들은 침입자를 잡아먹고 활성산소를 만들어 공격하며, 케모카인(chemokine)과 사이토카인(cytokine)이라는 물질을 분비한다. 이렇게 선천면역이 병원균과 씨름하면서 시간을 버는 동안, 우리 몸은 적응면역이라는 방어 체계를 작동시킨다.

적응면역은 '후천성 면역' 또는 '특이면역', '2차 방어 작용'으로도 불리는데, 병원균이 가지고 있는 특징(항원, antigen)을 인지하여 공격(항원 특이성, antigen specificity)할 수 있는 전문화되고 강력한 방어 시스템이다. 후천면역에 속하는 주요 세포로는 T세포(T cell)와 B세포(B cell)가 있다. 이들은 마치 특수부대와 같아서 한 번 싸운 상대의 특징과 약점을 정확히 파악해 두 번 다시 패배하지 않게 기억해둔다(면역 기억, Immune memory). T세포는 세포 내에 침투한 병원균을 공격하여, 병원균뿐만 아니라 감염된 숙주까지도 제거하는 고도로 훈련된 킬러 세포다. 병원균뿐 아니라 암세포와 같은 이상 세포를 공격하여 제거하는 것도 T세포의 역할로, 여러 종류의 T세포 중에서도 암세포와 싸우는 가장 중요한 세포는 'CD8 T세포(CD8 T cell)' 또는 '세포독성 T세포(cytotoxic T cell)'다. 반면 B세포는 혈액이나 세포 밖 체액 속에 존재하는 적을 인지하여 없애는 무기인 항체(antibody)를 생산해낸다.

이러한 T세포와 B세포는 전투 초기에는 스스로 피아를 구분하지 못하기 때문에, 누군가 적에 대한 정보를 주고 훈련을 시켜주는 교관 역할을 해야 한다. 이 역할을 하는 것이 항원제시세포(antigen presenting cell)이며, 가장 대표적인 세포가 선천면역에 속하는 수지상세포다. 수지상세포는 적의 항원을 잡아먹은 다음(포식) 펩타이드(peptide)라는 형태로 잘게 쪼개어 자신의 표면에 부착하고 T세포와 B세포에게 적이 누구인지를 인식시킨다. 이러한 신병 교육이 이뤄지는 장소는 림프절(lymph node) 부위로, 잘 교육받은 T세포와 B세포는 림프절에서 나와 혈관을 따라 전쟁터로 향한다.

이처럼 선천면역과 적응면역은 별개로 떨어져 작동하는 것이 아니라, 긴밀히 협력하고 적에 대한 정보를 주고받으며 우리 몸을 지킨다. 지금까지 설명한 내용은 면역계를 아주 단순화한 것으로, 실제 면역계가 작동하는 방식은 훨씬 복잡하며 다양하다. 면역계가 어떻게 암의 존재를 알아채고 공격하는지 알게 된 것은 비교적 최근이다.

면역세포와 암세포의 끝없는 싸움: 3E란 무엇인가?

우리 몸의 철통같은 보안 체계를 뚫기 위해 암세포는 끊임없이 변하면서 속임수를 쓴다. 처음에는 인체의 면역계가 암세포의 존재를 잘 알아채고 효과적으로 대처하지만, 어느 순간 암세포가 면역계를 속이고 무력화하면 커다란 암 덩어리가 자리 잡게 된다. 이러한 과정을 학자들은 3E로 설명하는데, 제거(Elimination), 균형(Equilibrium), 회피(Escape)의 3단계가 바로 그것이다(그림 2-3).

3E의 3단계
- 첫 번째, 암세포를 제거(Elimination)하는 단계
- 두 번째, 암세포와 균형(Equilibrium)을 이루는 단계
- 세 번째, 암세포가 면역계를 회피(Escape)하는 단계

그림 2-3 | 면역세포와 암세포의 3E 단계

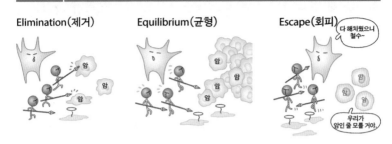

Elimination(제거)　Equilibrium(균형)　Escape(회피)

인체의 총세포 수는 약 30조 개인데, 앞서 이야기한 것과 같이 평생 이루어지는 숱한 세포 분열 과정에서 피할 수 없는 DNA 복제 오류가 생기면서 돌연변이가 조금씩 누적된다. 돌연변이가 어느 한도 이상 쌓이면 정상 세포가 암세포로 변화할 수 있지만, 보통 면역계가 끊임없이 우리 몸을 감시하면서 이상 세포를 바로바로 제거하므로 큰 문제는 없다. 이를 면역 감시(Immune surveillance)라고 한다.

만약 몸속에 암세포가 매일 10개씩 나타난다고 가정해보자. 그러면 면역계가 암세포의 존재를 알아채고 보안 경보를 울려 T세포를 비롯한 여러 면역세포가 암세포를 '제거(Elimination)'하게 된다. 보통은 암세포가 발생하는 속도보다 암세포를 제거하는 속도가 빨라서 암으로 발전하지 않는다.

그런데 나이가 들고 담배나 미세먼지와 같은 발암물질에 많이 노출되면 축적되는 돌연변이의 양이 점차 많아지고, 하루에 10

개 생기던 암세포가 40~50개씩 생길 수 있다. 하지만 여전히 면역계가 잘 가동되고 있어서, 암세포가 생성되는 속도와 면역계에서 암세포를 제거하는 속도가 팽팽한 긴장 상태로 유지되는 '균형(Equilibrium)' 단계에 도달한다. 이때까지도 역시 암은 발병하지 않는다.

하지만 어느 임계점을 넘어서면 돌연변이가 더욱 많이 생기고, 암세포가 면역계를 속여 면역세포의 공격을 회피할 수 있는 능력을 획득할 수 있게 된다. 그 결과 면역세포가 암세포를 제거하는 속도보다 암세포의 증식 속도가 더 빠른 '회피(Escape)' 단계에 이른다. 바로 이 순간부터 암은 본격적으로 자라기 시작해 덩어리를 형성하고 주변 조직을 침범하며, 멀리 떨어진 장기로 전이를 시작하는 것이다.

따라서 우리는 아무리 작은 암이라도, 암세포가 긴 시간 동안 수없는 시도 끝에 면역계를 속여 넘긴 진화의 결과물이라는 사실을 알아야 한다. 이러한 무서운 적을 이기기 위해 깨진 면역 균형을 원래대로 되돌려줄 수 있는 치료법, 그것이 바로 면역항암치료다.

면역계가 암을 공격하는 과정:
암-면역 사이클

지금은 이러한 면역계와 암 사이의 관계가 당연하게 받아들여지지만, 불과 20여 년 전만 해도 면역항암치료에 대한 논란이 많았다. 1970년대까지는 분자생물학 기술이 그리 발달하지 않아서 면역계의 비밀을 알고 싶어도 알 방법이 없었다. 그때까지만 해도 많은 연구자가 면역계는 인체 외부에서 침입한 병원균을 공격하기 위해 존재하는 것이지, 인체 내부의 세포가 고장 나서 생긴 결과물인 암세포를 공격하지는 않는다고 생각했던 것이다. 하지만 1970년 이후 약 40년 동안 끊임없이 연구한 의과학자들 덕분에 암이 면역계를 어떻게 속이는지가 밝혀지면서, 2010년 중반부터 면역항암제의 시대가 본격적으로 열리게 되었다.

그렇다면 우리의 면역계가 어떻게 암세포의 존재를 알아채고

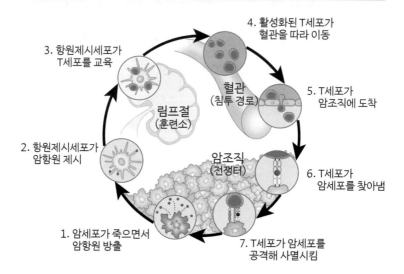

그림 2-4 암-면역 사이클. 우리 몸의 면역세포가 어떻게 암의 존재를 인지하고, 암을 공격하는 방법을 배우는지 보여준다. [출처: Chen DS, Mellman I. "Oncology meets immunology: The cancer-immunity cycle". *Immunity* 2013;39:1-10.]

4. 활성화된 T세포가
혈관을 따라 이동

3. 항원제시세포가
T세포를 교육

혈관
(침투 경로)

림프절
(훈련소)

5. T세포가
암조직에 도착

2. 항원제시세포가
암항원 제시

암조직
(전쟁터)

6. T세포가
암세포를 찾아냄

1. 암세포가 죽으면서
암항원 방출

7. T세포가 암세포를
공격해 사멸시킴

T세포와 같은 킬러 세포를 교육해 암을 공격할까? 바로 암-면역 사이클(Cancer-immunity cycle)이라는 7가지 단계를 통해서인데, 이는 암조직(전쟁터)과 림프절(훈련소)을 오가며 활발히 일어난다(그림 2-4).

암-면역 사이클 7단계

• 1단계: 암세포가 죽으면서 암항원이 방출되는 단계다.

• 2단계: 암은 항상 자신이 얻을 수 있는 영양분과 산소 공급량을 넘어서는 속도로 과도하게 자라기 때문에, 암조직 내부를 잘라보면 괴사한 상태인 경우가 많다. 이렇게 괴사한 암조직 내에는 암세포가 방출한 암항원이 존재하는데,

1부_면역항암치료의 이해

수지상세포와 같은 항원제시세포들이 암항원을 잡아먹는다. 항원제시세포들은 포식한 암항원을 분해하여 짧은 펩타이드 형태로 세포 표면에 제시한다.

- 3단계: 항원제시세포들은 암항원을 세포 표면에 붙인 채로 림프절(훈련소)로 이동하여 신병 T세포(Naive T cell)들을 만나게 된다. 항원제시세포들이 T세포들에게 처리해야 할 적의 정보를 잘 입력하면 T세포들이 활성화되고 증식을 시작해 수적으로 늘어난다.
- 4단계: 적과 싸울 준비가 된 T세포들은 이제 림프절을 떠나 암과 싸워야 할 전장으로 혈관을 따라 이동한다.
- 5단계: 혈관을 따라 암에 도착한 T세포들은 혈관 밖으로 나가 적을 수색하기 시작한다.
- 6단계: 마침내 T세포는 교육받은 적의 정보와 일치하는 암항원을 가진 암세포를 찾아내게 된다.
- 7단계: T세포가 암세포에 달려들어 백병전을 통해 암세포를 제거한다. T세포가 암세포를 죽이는 방법은 그림 2-5에서 묘사한 것처럼 퍼포린(Perforin, 녹색)이라는 단백질을 이용해 암세포 표면에 구멍을 내고, 그 구멍으로 그란자임(Granzyme, 붉은색)이라는 폭탄을 집어넣어 암세포를 사멸하게 된다.

이러한 암-면역 사이클이 모든 암에서 성공적으로 작동한다면 인간은 암에 걸릴 걱정 없이 100세까지 무병장수할 수 있겠지만, 상황은 그렇게 녹록지 않다. 암세포는 교활한 생존의 대가이기 때문이다. 암세포는 살아남기 위한 수단의 하나로, 암항원의 발현을 줄이고 수시로 암항원을 변화시킨다. 또한 항원제시세포가 성숙해지고 생존하는 과정을 방해하며, 기형적인 혈관을 만들어 T세포가 암조직 내부로 침투하는 것을 방해한다. 심지어 암조직에 침투한 T세포가 자신을 공격하지 못하도록 면역관문이라는 도구를 이용해 T세포의 공격을 중지한다.

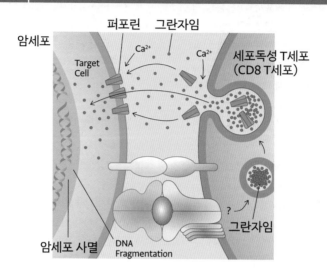

면역관문이란 무엇인가?

　이렇듯 암세포의 다양하고 복잡한 면역회피 전략들 중에서 꼭 알아야 하는 개념이 바로 '면역관문(Immune checkpoint)'이며, 현재 면역항암치료를 한다는 것은 바로 이러한 면역관문을 표적으로 하는 '면역관문억제제(Immune checkpoint inhibitor)'를 투여한다는 의미이다. 그렇다면 면역관문이 무엇이고, 암세포가 면역관문을 어떻게 생존에 악용하는지 알아보자.

　우리 몸 안에서 일어나는 면역반응은 외부에서 침입한 병원균을 없애지만, 이 과정에서 면역반응의 대상이 잘못되거나 면역반응이 지나치게 강하면 오히려 해로울 수 있다. 류마티스 관절염이나 루푸스(Lupus)와 같은 자가면역질환(Autoimmune disease)은 면역계가 피아 식별을 정확히 하지 못하고 내 몸을 공격할 때 발생하는 대표적인 사례다. 또한 몸에 침입한 코로나바이러스를 없애기 위해 면역계가 너무 강하게 활성화되면 사이토카인 스톰(Cytokine storm)이 일어나, 바이러스뿐만 아니라 내 몸의 조직 또한 손상되어 심각한 후유증을 남기기도 한다.

이러한 상황을 막기 위해 우리 몸에는 면역관문이라는 안전장치가 존재한다. 면역관문은 면역반응을 켜고 끄는 스위치로 이해할 수 있는데, 그림 2-6과 같이 수십 종류의 면역관문이 지금까지 밝혀져 있다. 그림 2-6 오른쪽에 표시된 플러스(+) 또는 마이너스(-) 신호가 스위치의 역할을 의미한다. 플러스는 면역반응을 강화하는 스위치, 마이너스는 면역반응을 억제하는 스위치라는 뜻이다. 점점 더 많은 면역관문이 발견되고 있지만 현재 치료에 활용되는 것은 그중 일부에 불과하며, 나머지 면역관문들에 대한 연구가 필요한 상태이다.

면역세포에 존재하는 대표적인 면역관문이 바로 PD-1(Programmed cell death-protein 1)과 CTLA-4(Cytotoxic T Lymphocyte Antigen-4)이다. 면역세포에 존재하는 PD-1과 CTLA-4가 각각에 대응하는 PD-L1 또는 CD80·86과 만나면, 면역세포에 '공격 중지' 신호를 보내 추가적인 면역반응을 멈추게 된다.

하지만 똑똑한 암세포는 우리 몸에 존재하는 과도한 면역반응을 막기 위한 이러한 안전장치들을 자신의 생존에 악용한다. 바로 PD-L1과 같은 면역관문을 잔뜩 만들어서 자신의 표면에 붙이는 것이다. 잘 교육받은 킬러 세포인 T세포는 암세포를 인식하고 죽

그림 2-6 면역반응을 조절하는 다양한 면역관문. 현재까지 수십 종이 밝혀져 있으며, 각각 면역반응을 끄거나(마이너스 표시) 켜는(플러스 표시) 스위치로 작동한다. 현세대 면역항암제는 이 중에서 박스로 표시한 PD-1, PD-L1, CTLA-4를 표적으로 하는 것이 대부분이다.

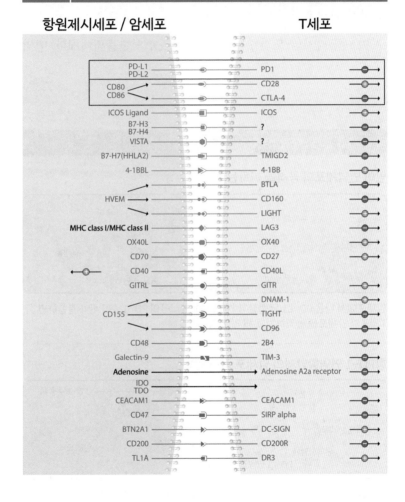

항원제시세포 / 암세포   T세포

이려다가, 바로 공격 중지 신호를 확인하고 속아 넘어가는 바람에 더는 공격하지 않는다. 인체의 면역계가 앞에서 이야기한 암-면역 사이클을 열심히 작동시켰지만, 면역관문 때문에 사이클이 중간에 멈추고 공격 중지 상태가 되는 것이다.

이런 암세포의 속임수를 간파하고 면역세포가 암세포를 죽일 수 있도록 다시금 도와주는 약제가 바로 면역관문억제제다. 면역

| 그림 2-7 | PD-1 면역관문억제제의 작동 원리 |

암이 면역세포의 공격을 피하는 원리

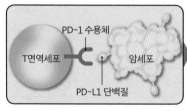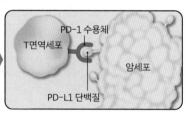

암세포에서 나온 PD-L1 단백질이 T세포(면역세포)의 PD-1 수용체와 결합하면 T세포가 암세포를 공격하지 못해 암이 자란다.

항PD-1 면역항암제의 암세포 공격 방법

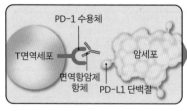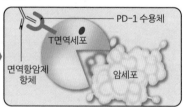

면역항암제 항체가 PD-1 수용체에 붙어 암세포의 PD-L1 단백질과 결합하지 못하면 T세포가 암세포를 공격한다.

1부_면역항암치료의 이해

관문억제제는 암세포와 T세포 또는 수지상세포와 T세포 간의 면역관문 결합을 막는 항체 약물로, 암세포가 면역세포의 공격을 피하려는 시도를 차단한다. 현재 여러 면역항암치료가 시도되고 있지만, 그중 백미는 바로 면역관문억제제이므로 많은 경우 면역항암제와 면역관문억제제가 거의 같은 의미로 쓰이고 있다.

앞으로가 더욱 기대되는
면역관문억제제

면역관문억제제의 차별성

면역관문억제제는 약물 자체가 암을 직접 공격하지 않고 우리 몸의 면역세포, 특히 킬러 세포인 T세포를 활성화하여 암을 공격하도록 유도한다. 이러한 특성 때문에 면역관문억제제는 다른 항암제와 구별되는 몇 가지 차별성을 갖는다.

첫째, 여러 종류의 암에 공통적으로 효과를 보인다. 이전에 개발된 세포독성 항암제나 표적치료제는 특정 암종에서만 효과를 보이는 경우가 많다. 위암약, 폐암약 하는 식으로 장기별·위치별로 효과가 달랐다. 하지만 면역항암제는 '우리 몸의 면역계'라는, 누구나 가지고 있는 공통적인 특징을 이용하므로 이런 작용이 가능하다.

둘째, 세포독성 항암제나 표적치료제는 초기에 치료 반응을 보이지만, 효과가 오래 지속하지 못하고 내성이 생기는 경우가 많다. 하지만 면역항암제는 효과가 강하게 나타나는 환자에게는 그 효과가 장기간 유지되어 2~3년 이상 장기 생존한다는 좋은 결과를 얻을 수 있고, 소수에서는 아예 완치되기도 한다. 백신을 맞으면 그 효과가 장기간 유지되고, 시간이 한참 흐른 후에 병원균에 노출되더라도 즉시 면역반응이 생기는 것과 같은 원리이다. 이러한 현상이 바로 면역 기억이다.

셋째, 면역항암제는 기존 항암제들보다 부작용이 적다. 세포독성 항암제는 암세포만 골라서 공격하는 것이 아니라, 빠르게 증식하는 정상 세포 역시 무차별적으로 공격하기에 구토, 탈모, 골수 기능 저하, 감염과 같은 많은 부작용이 동반된다. 따라서 75세 이상의 고령 환자나 체력과 컨디션이 나쁜 환자에게는 세포독성 항암제를 쓰기 어렵고, 설령 쓰더라도 부작용에 의해 위태로운 상황이 생길 수 있다. 하지만 면역항암제는 면역계를 활성화하는 치료법이어서 치명적인 부작용이 생길 가능성이 낮으며, 고령의 전신 상태가 나쁜 환자에게도 안전하게 사용할 수 있다.

페니실린의 발견이 비견되는
면역관문억제제의 개발

20세기 초부터 암을 치료하기 위해 우리 몸의 면역 기능을 강화해줄 수 있는 다양한 면역치료법이 시도되었지만, 100년 동안 인류가 마주한 건 실패의 연속이었다. 의학계에서는 외부에서 침입한 병원균이 아닌, 내부에서 생겨난 암을 우리의 면역계가 제거하지 못할 것이라는 회의적인 시각이 팽배했다.

하지만 20세기 후반 분자생물학 기술이 발전하고 암의 특성에 대한 이해도가 높아지면서, 단순히 면역 기능을 강화하는 것뿐만 아니라 암이 조절하고 있는 면역계의 브레이크를 풀어주는 것이 중요하다는 사실을 밝혀내게 되었다. 그 결과 2010년대에 접어들어 면역관문억제제의 효과가 입증되었고, 드디어 면역항암치료의 시대가 열렸다. 과거 페니실린의 발견이 감염병으로부터 인류를 구원했던 것처럼, 이제 면역항암제가 암으로부터 수많은 환자를 자유롭게 해줄 것을 기대해본다.

3장

면역항암제 개발,
그 고난의 역사

면역항암제, 노벨상 수상을 통해
더 많은 이들에게 알려지다

2018년 노벨 생리학·의학상의 영광은 미국 텍사스주립대 면역학과의 제임스 앨리슨(James P. Allison) 교수와 일본 교토대 의과대학의 혼조 다스쿠(本庶佑) 교수에게 돌아갔다. 스웨덴 카롤린스카 의대의 노벨 위원회가 암 치료법인 수술, 방사선, 항암제에 이어 '면역항암치료'라는 새로운 치료법의 토대를 마련한 공로로 이 둘을 공동 수상자로 선정한 것이다. 또한 위원회는 '이 두 명의 면역학자는 음성적 면역조절(Negative immune regulation)을 억제하는 방식의 암 치료법을 개발해 암 치료 분야에 일대 혁명을 일으켰다'고 평가했다.

이전에 없던 면역항암이라는 새로운 요법을 개척하는 데 크게 기여한 두 과학자, 앨리슨 교수와 혼조 교수는 암 치료의 새로운

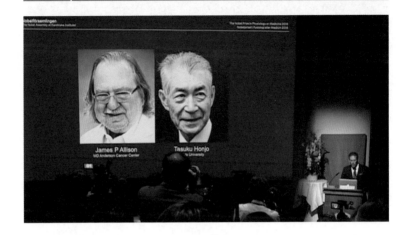

그림 3-1 제임스 앨리슨, 혼조 다스쿠는 2018년 노벨 생리학·의학상을 공동 수상했다.

돌파구로 주목받는 면역항암제의 원리를 최초로 규명한 이들이다. 암이 발견된 이후로 줄곧 '암과의 전쟁'을 해온 인류는 100여 년간 인간의 면역계를 이용해 암세포를 막아낼 방법을 궁리해왔지만 뚜렷한 해법을 찾지 못했다. 앨리슨 교수와 혼조 교수는 바로 이런 인류의 어려운 숙제에 해결의 실마리를 제공함으로써 암과의 전쟁에서 중요한 한 걸음을 내디딜 수 있게 해준 것이다.

하지만 이러한 빛나는 성공이 있기까지 면역항암제의 역사는 앞서 말했듯이 지난 120년간 실패와 좌절로 가득 차 있었다. 불과 10여 년 전만 해도 면역항암치료에 대한 의사들의 시선은 아주 차가웠으며 불신 그 자체였다. 사실 이 책의 저자인 우리도 2000년대 초까지는 면역항암치료를 불신하는 회의론자였음을 고백한다. 당시 몇 안 되는 면역항암제였던 인터류킨-2(Interleukin-2)나 인터페론-알파(Interferon-α)와 같은 사이토카인 면역항암제는 흑색종이나 신장암과 같은 극소수의 암에만 적용되었으며 부작용이 매우 심했다. 인터류킨-2를 투여받은 환자들이 아무런 차도 없이 중환자실로 옮겨지는 모습을 보면서, 이런 효과도 없는 낡은 치료법을 왜 계속 시도하는지 의구심을 갖기도 했다. 2010년 4월, 최초의 암 예방 백신인 프로벤지(시푸류셀-T)가 처음 승인받았을 때도 대부분의 의사는 이를 극소수의 환자들에게만 효과 있는 특이한 치료법 정도로 간주했다.

그러다 2011년, CTLA-4 면역관문억제제인 이필리무맙(Ipilimumab, 상품명 '여보이')이 흑색종 환자의 치료제로 미국 FDA의 첫 승인을 받으면서 마침내 면역항암제의 시대가 열리기 시작했다. 이때까지도 많은 의사가 면역항암제를 찻잔 속의 태풍 정도로만 생각했고, 일시적인 유행이 지나가면 곧 잠잠해지리라 생각했다. 하지만 면역항암치료의 태풍은 잦아들기는커녕, 2015년을 지나면서 전 세계를 뒤덮는 새로운 패러다임이 되었다.

2022년 기준으로 면역항암제는 MSS(Microsatellite stable, 현미부수체 안정형)* 대장암(직결장암)이나 췌장암 같은 일부 암종을 제외한 거의 대부분의 암에서 효과를 입증하면서, 면역항암제 없는 항암치

● MSS에 관해서는 6장에서 더 자세히 살펴보겠다.

1부_면역항암치료의 이해

료를 더는 상상하기 어려운 상황이 되었다. 이러한 눈부신 변화는 표 3-1에서 보다시피, 정말 많은 면역항암제가 다양한 암의 치료를 위해 승인되어 있음을 확인할 수 있다. 이 리스트는 지금도 계속 확장되는 중이며, 흐름을 따라잡기가 벅찰 정도로 빠르게 변화하고 있다.

표 3-1	FDA 승인을 받은 면역치료법 요약(2021년 말 기준)●	
종류	**상품명(성분명)**	**적응증(FDA 승인 연도)**
CTLA-4 면역관문억제제	여보이 (이필리무맙)	• 흑색종(2011) • 신세포암(2018) • MSI-H 또는 dMMR 직결장암(2018) • 간암(2020) • 비소세포폐암(2020) • 흉막중피종(2020)
PD-1 면역관문억제제	옵디보 (니볼루맙)	• 흑색종(2014) • 비소세포폐암(2015) • 신장암(2015) • 호지킨 림프종(2016) • 두경부암(2016) • 방광암(요로상피세포암)(2017) • MSI-H 또는 dMMR 직결장암(2017) • 간암(2017) • 소세포폐암(2018) • 식도암(2020) • 흉막중피종(2020) • 위암(2021)

● 다만 이 표는 미국 FDA에서 어떤 면역항암제를 어떤 암에 정식 승인했는지를 개괄적으로 보여주고 있으므로 국내에서 사용 가능한 면역항암치료와는 상이하다. 이에 관해선 4장에서 자세히 알아보겠다.

PD-1 면역관문억제제	키트루다 (펨브롤리주맙)	• 흑색종(2014) • 비소세포폐암(2015) • 두경부암(2015) • 호지킨 림프종(2017) • 방광암(요로상피세포암)(2017) • MSI-H인 모든 고형암(2017) • 위암(2017) • 자궁경부암(2018) • 원발성 종격동 거대 B세포 림프종(2018) • 간암(2018) • 메르켈세포암(2018) • 신장암(2019) • 소세포폐암(2019) • 식도암(2019) • 자궁내막암(2019) • TMB>10(mut/Mb) 이상인 모든 암(2020) • 피부편평세포암(2020) • 삼중음성 유방암(2020)
	리브타요 (세미플리맙)	• 피부편평세포암(2018) • 피부기저세포암(2021) • 비소세포폐암(2021)
PD-L1 면역관문억제제	티쎈트릭 (아테졸리주맙)	• 방광암(요로상피세포암)(2016) • 비소세포폐암(2016) • 삼중음성 유방암(2018) • 소세포폐암(2019) • 간암(2020) • 흑색종(2020)
	바벤시오 (아벨루맙)	• 메르켈세포암(2017) • 신장암(2019) • 방광암(요로상피세포암)(2020)
	임핀지 (더발루맙)	• 비소세포암(2018) • 소세포폐암(2020)
LAG-3 면역관문억제제	렐라트리맙 (옵듀얼래그)	• 흑색종(2022)
CAR-T 세포 치료제	킴리아 (티사젠렉류셀)	• 급성 림프모구성 백혈병(2017) • 거대 B세포 림프종(2018)
	예스카타 (액시캅타젠 실로루셀)	• 거대 B세포 림프종(2017) • 소포 림프종(2021)
	테카르투스 (브렉수캅타진 오토류셀)	• 외투세포 림프종(2020) • B세포 급성 림프구성 백혈병(2021)

CAR-T 세포 치료제	브레얀지 (리소캅타진 마라류셀)	• 거대 B세포 림프종(2021)
	아벡마 (이데캅타진 비클류셀)	• 다발성 골수종(2021)
사이토카인	인터페론-알파	• 모세포 백혈병(1986) • 에이즈 관련 카포시 육종(1988) • 흑색종(1995) • 여포성 림프종(1997)
	인터류킨-2	• 신장암(1992) • 흑색종(1998)
수지상세포 암백신	시푸류셀-T	• 전립선암(2010)
BCG	BCG	• 방광암(1991)
항암바이러스	임리직 (탈리모진 라헤르파렙벡, T-VEC)	• 흑색종(2015)

    면역항암치료를 선도하는 약물들은 대개 면역관문억제제인데, PD-1 면역관문억제제인 키트루다와 옵디보가 가장 많이 쓰이고 있으며 그다음으로 CTLA-4 및 PD-L1 면역관문억제제가 사용되고 있다. 세포치료제로는 CAR-T세포 치료제가 사용된다. 이들은 백혈병이나 림프종과 같은 혈액암에서 두각을 나타내고 있지만, 우리가 흔히 접하는 폐암, 위암, 간암과 같은 고형암에서는 아직 효과를 입증하지 못했다. 전체 암의 91%는 고형암이고 혈액암은 나머지 9%에 해당하다 보니, 현재 시점에서 면역항암제를 대표하는 약물은 면역관문억제제이며 심지어 두 단어가 혼용되기도 한다.

면역항암제가
비주류에서 주류가 되기까지

120년 동안 실패하고, 비웃음거리가 되고, 비판을 받으면서도 면역항암에 대한 연구를 계속해온 사람들이 있었다. 지금에야 재평가를 통해 선구자 대접을 받을지언정, 당시에 그들은 왜 면역항암치료를 포기하지 못했을까?

그림 3-2의 생존곡선을 보면 그 이유를 짐작할 수 있다. 그래프의 X축은 시간이고 Y축은 생존 확률이다. 암 환자가 아닌 정상인을 대상으로 했을 때 어떤 시점에서 100명이 살아 있다고 가정해보자. 10년이 지나면 몇 명이나 살아 있을까? 물론 대부분 살아 있을 것이다. 하지만 아무리 건강한 사람이라도 50년 정도의 시간이 지나면 노화를 비롯한 여러 요인으로 사망하므로, 조금씩 하향 곡선을 그릴 것이다. 하물며 암에 걸린다면, 곡선의 기울기

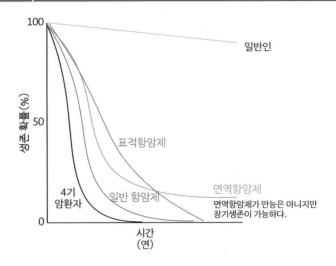

일반인

생존 확률(%)

100

50

0

표적항암제

4기
암환자

일반 항암제

면역항암제

면역항암제가 만능은 아니지만
장기생존이 가능하다.

시간
(연)

는 암에 걸리지 않은 사람에 비해 더욱 급격해질 것이다,

암 환자의 일반적인 생존곡선 중에서도 4기 암이면 곡선의 모양이 더욱 급격히 내려간다. 한 달 만에, 두 달 만에, 또는 여섯 달만에 죽는 사람도 있다. 결국 시간이 지나면 말기암 환자의 생존 수치는 0이 된다. 따라서 전이가 있는 암 환자의 경우에는 완치에 대해서 이야기하기가 쉽지 않다. 물론 가끔 기적처럼 아무 치료 없이 저절로 암이 사라지는 사례도 드물게 보고되긴 하지만, 그 확률은 10만 명 중 1명 정도다. 따라서 말기암 환자에서는 완치가 아닌, 얼마나 생명을 더 연장할 수 있느냐에 대해서만 논의할 수 있고 환자와 그 가족으로서는 치료의 끝이 죽음이라는 사실을 받

아들인 채 힘든 치료를 시작하는 셈이었다.

이런 상황은 의사에게도, 환자에게도 답답하고 암울했다. 그나마 다행인 것은 2000년대 이후 새로운 세포독성 항암제와 표적치료제가 나오면서 말기암 환자들이 생존할 수 있는 기간이 점점 길어지고 있다는 점이다. 예전 같았으면 1~2개월 내 사망했을 환자도 6개월에서 길게는 1~2년 이상 삶을 지속할 수 있게 되었다. 하지만 이런 치료를 해도 결국 사망으로 귀결되는 경우가 많아 종양내과 의사들은 환자에게 시간을 더 줄 수 있을 뿐, 완치시킬 수는 없다는 무거운 자책감을 느끼고 진료에 임할 수밖에 없었다.

그러던 중에 면역항암제는 일반적인 항암제와 전혀 다른 결과를 보여주었다. 2010년 이전까지 의사들이 사용할 수 있는 면역항암제는 인터류킨-2나 인터페론 알파와 같은 사이토카인 치료제였다. 이러한 약들은 몸에 아주 강한 면역반응을 일으키는데, 비유하자면 벼룩을 잡기 위해 초가삼간을 다 태우는 방식의 치료법이다. 이러한 사이토카인 면역항암치료를 받는 환자들은 고열과 오한, 염증 반응에 시달린다. 약을 투여받는 동안 아무리 해열제를 줘도 열이 가라앉지 않고, 심하면 혈관 밖으로 체액이 세어 나가는 모세관누출증후군(Capillary leak syndrome) 때문에 혈압이 떨어져 중환자실에 가기도 한다.

놀라운 점은 이 사이토카인 치료가 대부분의 환자에게는 아무런 효과 없이 부작용만 유발하는 반면, 10% 내외의 환자에게는 뛰어난 치료 반응을 보인다는 것이다. 더욱이 이렇게 사이토카인 면역항암치료에 반응한 환자들은 암이 완전히 사라지는 관해를 경험하거나, 10년 이상의 장기 생존을 보이기도 한다. 완전관해에 도달해서 그 상태가 유지되는 환자는 더 이상 말기암 환자가 아닌 정상인으로, 건강한 사람의 평균 수명까지 삶을 이어갈 수 있게 된다.

　이것이 면역항암제와 일반 항암제의 큰 차이점이다. 이로 인해 소수의 연구자들과 의사들은 면역항암치료를 포기하지 못하고 연구를 지속해왔다. 천덕꾸러기 신세를 면치 못하면서도 계속된 연구는, 결국 2010년대 초반 큰 결실을 맺었다. 그전까지 암을 치료하는 의사들은 4기암 환자에게 감히 '완치(cure)'라는 단어를 입에 담지 않았으나, 기적이라고 여겨왔던 일들이 이제는 과학의 범주에 들어오고 있다. 앞으로 점점 더 완치라는 단어를 쓸 일이 많아지길 희망하며, 면역항암치료제 개발의 역사를 짚어보겠다.

면역항암치료의 아버지,
윌리엄 콜리

면역항암제의 역사를 이야기하려면 윌리엄 콜리(William Coley)를 빼놓을 수 없다. 1890년 하버드 의과대학을 갓 졸업한 외과 의사였던 콜리는 현재 세계에서 가장 유명한 암센터 중 하나인 메모리얼 슬론 케터링 암센터(Memorial Sloan Kettering Cancer Center)의 전신인, 뉴욕의 메모리얼 병원에서 일했다. 그는 헌신적으로 환자를 돌보는 친절하고 솜씨 좋은 젊은 의사로 병원에서 인정받던 중, 베시(Bessie Dashiell)라는 이름의 잊지 못할 환자를 만나게 된다.

17살의 어린 소녀였던 베시는 여행 중 손가락에 생긴 작은 상처가 점점 심해져 병원을 찾았고 콜리에게 치료를 받았다. 콜리는 베시의 상처를 면밀히 살펴보고는 단순한 상처가 아닌 힘줄, 관절, 인대 등 신체의 결합조직을 침범하는 '육종'이라는 비교적 드문 암을 진단하는 데 성공했다. 그러나 콜리가 최선을 다해 치료하고 수차례나 수술을 거듭했지만 베시의 상태는 점점 더 나빠졌고, 결국 이 어린 소녀가 죽어가는 것을 지켜봐야만 했다. 베시의 죽음은 당시 28살이었던 콜리에게 깊은 슬픔과 충격을 안겨주었다. 불과 몇 개월 전, 처음 진료실을 찾아왔을 때만 해도 활기 넘쳤던 베시가 시시각각 죽음으로 다가가는 것을 보면서도 아무런 도움이 되지 못한 것이다. 이에 콜리는 병원에 베시와 비슷한 병으로 입원했던 모든 환자의 진료 기록을 꼼꼼히 살피기 시작했다.

7년 동안이나 육종 환자들의 치료 기록을 검토하던 콜리는 프레드 스타인(Fred Stein)이라는 환자의 기록을 발견한다. 페인트공이었던 31세의 프레드는 얼굴에 생긴 혹 때문에 병원을 찾았다가 베시와 같은 육종을 진단받은 후 3년 동안 다섯 번의 수술을 받았지만 암을 완전히 제거하지 못했다. 게다가 얼굴에 난 육종을 수술하고 피부를 이식하다가 단독(Erysipelas)마저 생겼다. 단독은 화농성 연쇄상구균(Streptococcus pyogenes)이라는 세균이 일으키는 감염증으로, 이 병에 걸린 환자는 얼굴과 목에서 빨간 발진이 시작돼 온몸으로 번지고, 고열과 오한에 시달리다 대부분 사망한다. 항생제도 없던 그 시절에는 수술받는 환자가 수술실에서 세균에 감염되는 일이 흔히 일어났다.

암에 걸린 데다 목에는 큼지막한 수술 상처가 있고, 단독까지 감염된 프레드는 누가 봐도 회생이 불가능해 보였지만 기적적으로 살아났다. 열이 오르내리고 오한에 시달렸지만, 단독이 나았을 뿐만 아니라 암도 사라진 것이다. 콜리는 수술 후 세균 감염이 발생했던 환자들이 그렇지 않았던 환자들보다 치료 효과가 좋았다는 중요한 사실을 발견했다. 우연히 종양 부위에 세균 감염이 있었던 암 환자들에게서 기적 같은 치료 효과가 나타났던 것이었다. 이 환자의 사례에서 콜리는 영감을 얻었다.

"만약 화농성 연쇄상구균을 일부러 감염시킬 수 있다면, 비슷한 증상을 가진 다른 환자들의 종양도 사라지지 않을까?"

콜리는 사멸된 세균을 주입하여 감염시키는 방법으로 암 환자들을 치료했다. '콜리 독소(Coley's toxins)' 혹은 '콜리의 백신'이 의학계에 처음으로 등장한 것이다. 이후 콜리는 40년간 15가지 이상의 독소를 이용해 수백 명의 환자를 치료했고, 자신의 치료법이 어떻게 효과를 나타내는지에 내해 나름의 이론을 세웠다. 물론

그림 3-3 | 콜리 독소로 치료받고 암이 줄어든 환자의 사진. 왼쪽부터 치료 전, 치료 중, 치료 후의 모습이다.

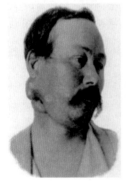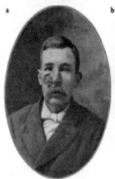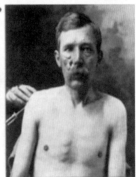

1부_면역항암치료의 이해

19세기는 면역세포의 존재조차 몰랐던 시대였기에 면역계나 암의 본질을 이해한 것은 아니었다.

그의 성공담이 알려진 후, 1950년대까지 많은 의사가 그의 방법을 이용하거나 응용하여 암 환자들을 치료했지만 그에 대한 평가는 엇갈렸다. 콜리 독소가 늘 효과 있는 것은 아니었고, 당시 지식수준으로는 과학적인 근거도 없는데다 부작용이 심한 치료법이었다. 그 때문에 메모리얼 슬론 케터링 암센터에서 방사선치료를 담당하던 콜리의 직장 상사인 제임스 유잉(James Ewing)은 콜리의 치료법에 대해 지속적인 비판과 방해를 가했다.

콜리의 시련은 여기서 끝나지 않았다. 미국 FDA가 1963년에 콜리 독소를 암 치료제로 더는 인정하지 않는다고 발표한 것이다. 게다가 미국암학회에서도 콜리 독소 치료법을 '입증되지 않은 암 치료법'으로 규정하면서 사이비라는 불명예까지 안게 되었다. 그렇게 최초의 면역항암치료 시도는 사람들의 관심 밖으로 사라져 갔고, 정확한 기전을 밝혀내진 못했지만 인간의 면역계를 이용해 암을 치료하는 데 성공한 적이 있다는 사실도 잊혔다. 그 후로 면역항암치료는 암흑기를 맞이한다. 한 세대가 지나도록 연구자들은 콜리의 이름조차 들어보지 못한 채 나름의 방향으로 암 치료법을 연구하고 개발했다.

1980년대까지도 사람의 면역계를 이용한 암 치료는 불가능으로 여겨졌다. 문제는 고정관념이었는데, 암은 인체 내부에 있는 자기 세포의 돌연변이로 생겨나므로 외부의 적에 반응하는 면역

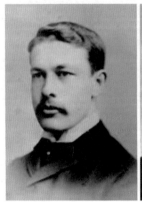
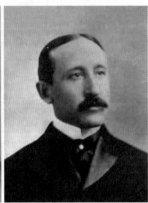

계가 공격할 리 없다고 생각된 것이다. 암은 나쁜 세포이고 몸에서 제거해야 하는 것임은 분명하지만, 이를 면역으로 어찌할 수는 없다는 고정관념이 더 이상의 진보를 막았다. 대부분의 의사는 '면역치료'라는 건 말도 안 되는 사실이라며 믿지 않았고, 불과 20여 년 전까지만 해도 면역항암치료를 연구하는 의사들은 괴짜 혹은 아웃사이더로 여겨지기 일쑤였다. 하지만 20세기 중반부터 항암치료와 방사선치료가 암 치료의 획기적인 발전을 이끌었음에도 불구하고, 각각의 치료법이 가지고 있는 한계들로 인해 완전히 새로운 암 치료법의 등장이 필요함을 역설했다.

2006년, 암 치료 분야에서 세계적 명성을 가지고 있는 미국 텍사스의 MD 앤더슨 암센터에서 콜리 독소에 대한 임상시험 결과를 포함해 기존의 연구들을 검토했다. 그 결과, 콜리 독소가 수술, 항암치료, 방사선치료의 3대 암 치료법에 보조적으로 사용된다면 암 치료에 효과가 있을 수 있다는 내용을 발표할 수 있었다. 이로 인해 콜리 독소가 새로운 조명을 받았으며, 기존의 3대 암 치료법에 이어 면역항암치료가 다시 발돋움하는 데 큰 지표가 되었다.

그렇게 시대를 앞서갔던 콜리는 20세기에 들어서고 나서야 면역항암치료의 선구자로 재평가되었다. 콜리의 가장 가까운 방해자였던 제임스 유잉마저 희망 없는 말기암 환자에게 콜리 독소가 효과를 보일 수 있다고 인정하기에 이르렀고, 콜리 독소를 사이비로 규정했던 미국암학회도 1990년대의 비판 입장을 공식적으로 철회했다.

암흑기에도 연구를 이어나간
연구자들

콜리의 사후, 초기 면역항암치료 연구 결과들은 많은 사람에게 잊혀갔지만 면역항암 연구의 실낱같은 불꽃은 꺼지지 않고 남아 있었다. 콜리의 딸이었던 헬렌 콜리 너츠(Helen Coley Nauts)는 전문적인 의학 교육은 받지 않았지만 종양학과 면역학을 독학하면서 아버지의 연구 결과를 정리했다. 그녀는 3년 동안 아버지가 치료한 896명의 환자 증례를 정리하고, 다른 암 연구자들의 자문을 통해 그 내용을 논문으로 발표했다. 또한 록펠러 가문의 넬슨 록펠러(Nelson Rockefeller)로부터 2,000달러의 후원금을 받아 1953년 면역항암치료 연구를 위한 CRI(Cancer Research Institute)라는 기관을 설립했다. 헬렌 콜리는 미국 국립과학아카데미 회원들과 노벨상 수상자들 같은 가장 뛰어나고 혁신적인 종양학자들 그리

1부_면역항암치료의 이해

고 면역학자들을 CRI의 과학 자문으로 초빙하여 지원하기 시작했다.

CRI의 역사에서 절대 빼놓을 수 없는 사람은 로이드 올드(Lloyd J, Old) 박사다. 로이드 올드는 샌프란시스코 의과대학(UCSF)을 졸업한 의사이자 의과학자로, 1971년부터 2011년까지 40년간 CRI의 의학 디렉터이자 메모리얼 슬론 케터링 암센터의 교수로 일하면서 면역항암에 대한 수많은 업적을 이뤄냈다. 로이드 올드의 연구 업적 중 가장 유명한 것이 바로 BCG를 이용한 면역항암치료인데, BCG는 결핵백신으로 우리나라에서는 과거에 '불주사'라고 불리던 약물이다. 로이드 올드는 방광암 마우스(실험용 쥐) 실험을 통해 BCG가 항암 효과를 가지고 있다는 사실을 입증했고, BCG 방광내 주입치료는 1991년 FDA 승인을 받은 이후 현재까지 표재성 방광암의 치료에 사용되고 있다. 그 밖에도 로이드 올드는 백혈병 연구를 통해 주요 조직의 적합유전자(MHC)가 면역반응에 아주 중요하다는 사실을 규명했다. 또한 엡스타인-바 바이러스(Epstein-Barr virus)가 두경부암에 관련되어 있음을 최초로 규명했으며, 면역조절 과정에서 아주 중요한 사이토카인인 종양괴사인자(Tumor necrosis factor, TNF) 또한 발견했다.

이러한 연구 업적만큼이나 중요한 사실은 로이드 올드가 면역항암 분야의 뛰어난 스승이었다는 점이다. 그는 면역항암치료의 발전을 위해서 당장의 치료법 개발도 중요하지만, 무엇보다 면역학과 종양학의 발전이 선행되어야 한다는 것을 깨닫고 젊은 연구

그림 3-5 | 로이드 올드 박사(왼쪽)와 헬렌 콜리(오른쪽)

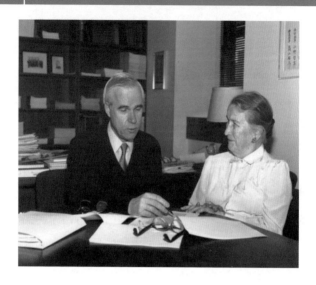

자들을 지원하는 프로그램을 개발했다. 그는 유망한 젊은 의과학자들이 면역학과 종양학 연구에 관심을 갖도록 이끌었고, 뛰어난 멘토로서 그들을 지도했다. 로이드 올드가 평생을 바친 노력이 가시적인 면역항암제의 개발로 이어지기까지 무려 40년이 넘는 시간이 걸렸다. 2011년 3월 28일 여보이는 최초의 면역관문억제제로 FDA의 정식 승인을 받았는데, 바로 로이드 올드의 지도를 받은 종양내과 의사 제드 월척(Jedd Wolchok)이 주도한 임상시험으로 이뤄낸 결과였다.

1891년 윌리엄 콜리가 뉴욕의 메모리얼 병원에서 처음 시작한 면역항암치료의 씨앗이 헬렌 콜리와 로이드 올드에 의해 이어지고 자라나, 120년 후인 2011년 메모리얼 슬론 케터링 암센터의 제드 월척에 의해 열매를 맺게 된 셈이다. 이러한 성공을 확인한 로이드 올드는 그해 11월 78세의 나이로 편안히 눈을 감았다.

CTLA-4 면역관문억제제의 개발

제임스 앨리슨은 평생을 바쳐 T세포를 연구한 면역학자로, T세포의 발달과 활성화 기전을 밝히는 것에 관심이 있었다. 그가 처음부터 면역항암치료의 개발에 관심을 두었던 건 아니지만, 그 관심은 결과적으로 최초의 CTLA-4 면역관문억제제 개발로 귀결되었다.

1982년 앨리슨은 최초로 T세포가 항원을 인식하는 수단인 T세포 수용체(T cell receptor, TCR)를 발견했다. 이후에도 그는 T세포 면역반응을 계속 연구하여 1995년, 제자인 매튜 크루멜(Matthew F. Krummel)과 함께 CTLA-4의 역할을 규명한 연구를 발표한다. 이 연구에서 앨리슨은 기존에 알려져 있던 CD28이 T세포를 활성화하는 공동자극인자로 작용하는 반면, CTLA-4는 T세포를 억제한다는 사실을 밝혀냈다. 또한 이 결과는 한 해 전인 1994년, 제프리 블루스톤(Jeffrey Bluestone)이 발표한 'CTLA-4가 T세포 활성화를 억제하는 음의 조절인자(Negative regulator)'라는 연구 결과와 일맥상통했다.

CTLA-4의 역할을 최초로 규명한 두 학자는 이후 서로 다른 방향으로 연구를 지속한다. 앨리슨은 CTLA-4 억제를 통해 면역반응을 강화하여 암을 치료하는 방향으로, 블루스톤은 CTLA-4를 이용해 과도한 면역반응을 약화하여 자가면역질환을 치료하는 방향으로 나아갔다. 20여 년의 시간이 흐른 후 그중 한 사람은 노벨 생리학·의학상을 받았다. 같은 연구 결과를 가지고도 방향을 어떻게 잡느냐에 따라 종착지가 달라진 셈이다.

1996년 앨리슨은 《사이언스》지에 CTLA-4를 차단하는 항체 신약을 이용해 암을 치료하는 CTLA-4 면역관문억제 치료의 개념을 처음으로 선보인다(그림 3-6). 앨리슨은 암을 유발한 생쥐를 치료 없이 관찰하거나, CD28 차단 항체를 투여하거나, CTLA-4 차단 항체를 투여한 다음 치료 효과를 비교해보았다. 이때 CD28 항체는 전혀 효과를 보이지 않았지만, CTLA-4 항체는 암의 성장을 효과적으로 억제하여 대부분의 생쥐에서 암 덩어리를 완전히 소멸시켰다.

앨리슨은 처음 이 실험을 했을 때 CTLA-4를 투여한 생쥐에서 90%의 암이 사라졌으므로 "실험 결과가 너무 좋아서 믿을 수 없을 정도였다"고 했다. 그래서 재확인을 위해 반복실험을 했는데,

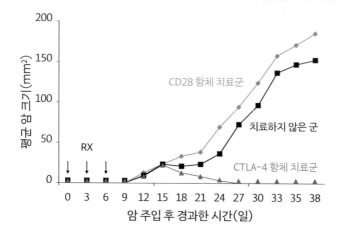

그림 3-6 1996년 제임스 앨리슨은 최초로 CTLA-4 면역항암제의 가능성을 입증했다. 이 연구 결과가 면역항암제 여보이의 시초가 되었다. [출처: Leach DR, Krummel MF, Allison JP. "Enhancement of antitumor immunity by CTLA-4 blockade". *Science* 1996;271:1734-1736.]

이번에는 2주 정도 치료한 다음에도 암이 계속 자라고 있어서 실험 결과에 크게 실망했다. 하지만 계속 관찰했더니 모든 암이 녹아 없어지기 시작해, 결국 완전히 사라졌다. 이처럼 면역항암치료는 일반적인 항암치료와는 다르게 면역계가 활성화되기 위한 시간이 필요하며, 그 이후에 강력하고 장기간 지속되는 효과를 보이게 된다.

고무적인 연구 결과를 바탕으로 앨리슨은 인간의 암을 치료할 수 있는 CTLA-4 면역항암제를 개발하기 시작했고, 메다렉스(Medarex)라는 회사와 공동연구를 한 끝에 2000년대 초반 여보이를 선보인다.

1부_면역항암치료의 이해

여보이의 초기 임상시험은 특이한 결과를 보여주었다. 보통 항암제 신약 임상시험을 하면 종양의 크기만을 가지고 효과를 판단하는데, 암의 크기가 30% 이상 감소하면 부분 반응(partial response)이 있다고 판단하고, 암의 크기가 20% 이상 증가하거나 새로운 전이가 생기면 암이 진행(progressive disease)한다고 판단한다. 이렇게 항암제의 반응을 평가하는 기준을 RECIST(Response Evaluation Criteria In Solid Tumors)라고 부르는데, 여보이로 치료받은 환자들은 RECIST만으로는 설명되지 않는 어떤 반응을 보여주었다.

당시 여보이 임상시험을 주도적으로 진행했던 제드 월척은 특이한 경험을 하게 된다. 임상시험에 참여한 흑색종 환자 한 명이 여보이 치료를 마치고 12주 후에 촬영한 CT에서 암이 많이 커진 소견을 보였다. 이런 경우 RECIST 기준으로는 암의 진행에 해당하여 여보이의 효과가 없었다고 판단하는 것이 종양내과 의사들의 일반적인 생각이다. 하지만 이 환자는 "여보이를 맞기 시작한 이후 몸 상태가 눈에 띄게 좋아지는 것을 느낀다"라고 이야기했다. 그래서 제드 월척은 용감하게도 이 환자에게 여보이 치료를 계속했는데, 8주가 지난 후 촬영한 CT에서 암이 흔적도 없이 사라져버렸다! 이러한 현상은 후에 암의 '가짜진행 현상(pseudoprogression)'이라고 알려지게 되는데, 치료 초기에 면역세포들이 암을 공격하기 위해 암조직 내부로 침투해 들어가면서 암조직이 일시적으로 붓게 되어 일어나는 현상임이 규명되었다. 다

그림 3-7 제드 월책(왼쪽)과 제임스 앨리슨(오른쪽). 두 사람은 2000년대 초반 메모리얼 슬론 케터링 암센터에서 같이 일하면서 CTLA-4 면역항암제인 여보이의 개발을 진두지휘했다.

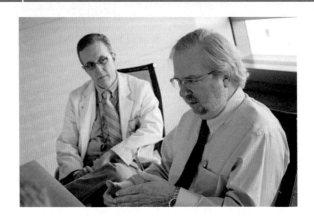

만 이런 현상이 일반적인 깃은 아니고 주로 흑색종에서 관찰된다는 사실 또한 후속 연구를 통해 밝혀졌다.

이처럼 면역항암치료는 기존의 다른 항암제와는 다른 패턴으로 효과를 나타냈기에, 의사들은 면역항암제의 치료 반응을 제대로 평가할 수 있는 새로운 반응평가 방법(imRECIST, irRC)들을 개발했다. 또한 FDA에서도 면역항암제는 단기간의 치료 반응뿐 아니라 장기간 생존율을 바탕으로 약물의 유효성을 평가하기 시작했다.

CTLA-4를 이용해 암을 치료하겠다는 혁신적인 생각을 한 제임스 앨리슨, 그리고 임상시험 과정에서 관찰되는 특이한 반응을 놓치지 않고 간파한 제드 월책과 같은 뛰어난 의과학자들의 공로 덕분에 2011년 CTLA-4를 표적으로 하는 면역항암치료법이 FDA의 공식 승인을 받게 된다. 120년간의 오랜 실패에도 불구하고 드디어 면역항암치료의 시대가 열리게 된 것이다.

PD-1 및 PD-L1
면역관문억제제의 개발

CTLA-4 면역항암제의 개발만큼이나 드라마틱한 스토리가 바로 PD-1과 PD-L1의 발견이 아닐까. 1992년 일본 교토대 의과대학의 혼조 다스쿠 교수는 세포 사멸을 연구하다가 새로운 단백질을 발견한다. 당시 이 단백질은 T세포가 활성화될 때 발현되고 T세포의 사멸과도 관련 있는 것처럼 보였으므로, 혼조는 이를 '프로그램화된 세포 사멸-1', 즉 PD-1(Programmed cell death-protein 1)이라고 명명했다. 하지만 이후 수년간의 연구를 통해 PD-1이 처음 예상과 달리 세포 사멸과는 큰 관계가 없고, 오히려 T세포의 면역반응을 조절하는 브레이크로 작용한다는 사실이 밝혀졌다. 1999년 혼조 연구팀은 체내에 PD-1이 존재하지 않으면 면역반응이 과도하게 일어나 루푸스와 같은 자가면역질환이 발생하는 것을 확인했다.

1부_면역항암치료의 이해

같은 시기, 태평양 건너편 미국의 메이요 클리닉에서는 리핑 첸(Lieping Chen) 교수가 T세포의 활성을 연구하다가 암세포에서 발현되는 PD-L1(Programmed cell death-ligand 1)이라는 면역억제 단백질을 발견했다. 연구가 더 진행되면서 혼조가 발견한 PD-1과 첸이 발견한 PD-L1이 서로 결합하여 T세포의 면역반응을 억제하는 하나의 쌍이 되는 단백질이라는 사실이 밝혀졌다.

2002년 여름, 혼조 교수와 그의 동료인 미나토 나가히로는 PD-L1이 암세포에 많이 발현될 경우 T세포가 암을 공격하지 못하고 무력화되며, 암이 더 빠르고 공격적으로 자라게 된다는 사실을 발표했다. 그들은 더 나아가 암에 걸린 생쥐에게 PD-1과 PD-L1의 상호작용을 막는 항체를 투여하면 암의 성장이 억제된다는 사실도 확인했다. 고무적인 결과를 바탕으로 혼조는 일본의 오노약품(Ono pharmaceutical)의 도움을 받아 PD-1을 차단하는 면역관문억제 치료법의 특허를 신청한다. 이후 PD-1을 차단하는 항체 신약인 옵디보가 미국의 메다렉스, BMS(Bristol Myers Squibb)사의 지원으로 개발되었고, 혼조 교수는 2018년 제임스 앨리슨과 함께 노벨 생리학·의학상을 수상하게 된다.

면역항암제 개발 레이스

PD-1을 차단하는 또 다른 면역관문억제제인 키트루다 또한 드라마틱한 성공 스토리를 가지고 있다. 키트루다는 원래 네덜란드의 작은 제약회사인 오르가논(Organon)에서 2000년대 중반에 개발되었다. 이 회사는 처음에 키트루다를 자가면역질환 치료제로 개발하려 했으나 오히려 T세포에 의한 면역반응을 강화하는 결과를 얻었다. 더 이상의 진행이 어렵던 2007년, 오르가논은 셰링프라우(Schering-Plough)라는 미국 제약회사에 인수되고, 2년 후 미국의 제약회사인 MSD(Merck Sharp & Dohme)가 셰링 프라우를 인수하면서 키트루다에 대한 소유권을 얻게 된다.

계속 주인이 바뀌는 상황에서 키트루다는 MSD의 우선순위에 들지 못하는 약물이었고, 심지어 2010년 초반 MSD는 키트루다를 다른 회사에 팔아넘길 준비를 하고 있었다. 하지만 2010년 하반기에 면역항암제 여보이의 유망한 임상시험 결과가 저명한 학술지인 《뉴잉글랜드 의학저널(New England Journal of Medicine)》에 발표되면서 상황이 급변했다. 당시 여보이를 생산하던 BMS가 다음 주자로 PD-1 면역항암제인 옵디보 개발에 집중한다는 정보를 얻게 된 MSD는 자신들도 PD-1 면역항암제인 키트루다를 가지고 있음을 기억해냈다. 이미 경쟁 회사인 BMS가 시장을 개척한 상태였고 면역항암제 분야에서 최소 4~5년 이상 앞서 있었으므로, MSD는 최대한 빠른 속도로 BMS를 따라잡으려고 안간힘을 썼다.

2010년 당시 MSD의 전문 분야는 항암제나 면역학과 별다른 연관이 없었지만, 신속히 준비한 결과 2011년 키트루다의 신약 임상시험을 시작하게 된다. 키트루다를 개발하는 과정에서

MSD는 BMS와 다른 전략을 취했는데, 바로 '혁신적 치료법 지정 (Breakthrough therapy designation)'과 '동반 진단(Companion diagnostic)'의 개발이다.

일반적으로 항암제 신약이 개발되어 FDA의 정식 승인을 받으려면 1상 임상시험에서 독성을 확인하고, 2상 임상시험에서 효능을 평가한 다음, 3상 임상시험에서 기존 치료법과 일대일로 비교하여 더 우월하다는 사실을 증명해야 한다. 이 과정에 보통 5~10년가량 걸리기 때문에 한시가 급한 암 환자들은 신약 치료를 받지 못하고 발만 동동 구르게 된다.

MSD는 이러한 상황에 착안해 다른 치료법이 없는 희귀질환에서는 혁신적 치료법 지정을 통해 임상시험을 빠르게 진행하고, 초기 임상 결과라도 결과가 아주 뛰어나다면 먼저 임시승인을 받는 방법을 택한다. 또한 키트루다에 반응이 좋은 환자를 선별해내는 진단 키트인 동반 진단법을 개발하여, 키트루다의 임상 성공 확률을 최대한 높이려 했다.

이러한 MSD의 전략은 성공적이었다. KEYNOTE-001이라는 1상 임상시험에 1,235명이라는 유례없이 많은 수의 환자를 2011년부터 2014년까지 3년간 매우 빠른 속도로 모았다. 이 연구에는 655명의 흑색종 환자와 550명의 비소세포폐암 환자, 그리고 다른 고형암 환자가 포함되었다. 이 시험에서 키트루다가 뛰어난 치료 반응과 장기 생존율을 보여주었으므로 FDA에 의해 2014년 9월 흑색종에 대한 가속승인을, 2015년 10월 비소세포폐암에 대한 가속승인을 받게 된다. 경쟁사인 BMS의 옵디보 또한 키트루다와 거의 비슷한 시기인 2014년 12월 FDA의 가속승인을 받았다.

이처럼 두 회사가 면역항암제의 시대를 본격적으로 열면서, 관망하고 있던 다른 거대 제약사들도 본격적으로 면역항암제 개발 레이스에 뛰어들게 된다. 후발 주자들은 로슈(Roche)의 티쎈트릭(아테졸리주맙), 화이자(Pfizer)와 독일 머크(Merck)사의 바벤시오(아벨루맙), 아스트라제네카(AstraZencca)의 임핀지(더발루맙), 리제네론(Regeneron)의 리브타요(세미플리맙)이다.

이 회사들은 PD-1에 걸려 있는 특허를 피해 PD-1의 결합 파트너인 PD-L1에 집중했다. PD-1과 PD-L1이 결합할 때 T세포의 면역 기능이 억제되므로, PD-1을 차단하는 것뿐 아니라 PD-L1을

그림 3-8 | 면역항암제의 춘추전국시대. 현재 다양한 제약회사에서 개발한 면역항암제들이 치열한 경쟁을 하고 있으며, 이로 인해 새로운 치료법 개발이 가속될 것이다.

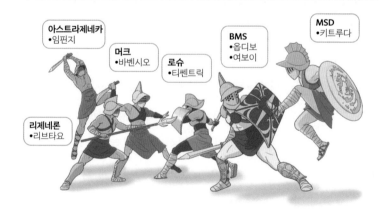

차단하는 것도 같은 치료 효과를 나타낼 수 있기 때문이다. 또한 이미 MSD와 BMS가 선점해 레드오션이 된 시장을 피해, 아직 연구가 덜 된 암종과 임상시험 상황에 집중했다.

그 결과 로슈의 티쎈트릭은 삼중음성 유방암, 소세포폐암, 간암에서 경쟁자들보다 앞설 수 있었다. 특히 간암의 경우 로슈에서 이미 가지고 있는 표적치료제인 아바스틴과 티쎈트릭의 조합이 키트루다나 옵디보 단독치료에서는 보여주지 못했던 훌륭한 결과를 보여주며 넥사바 이후 15년 만에 새로운 표준치료법으로 등극했다. 화이자와 독일 머크사의 바벤시오는 메르켈세포암이라는 희귀암에 먼저 승리의 깃발을 꽂았으며, 방광암(요로상피세포암)의 유지요법에서 유일하게 사용을 승인받았다. 아스트라제네카의 임핀지는 4기 암에만 집중한 다른 회사들과 달리 3기 비소세포폐암을 공략하여 항암방사선요법 이후에 공고요법으로 생존기간을 연장하는 데 성공해 FDA 승인을 받았다.

면역항암제 개발을 향한 수많은 회사의 치열한 경쟁이 심화하면서 면역항암치료의 발전 속도는 점점 더 빨라지고 있다. 이러한 현실을 윌리엄 콜리가 보았다면 어떻게 생각했을까? 모두가 아니라고 했을 때, 다수의 비웃음을 뒤로하고 연구에 몰두했던 많은 의사와 과학자들의 위대한 업적을 바탕으로 오늘날 우리의 진료가 가능한 것이다. 더욱 발전에 발전을 거듭하여 암 환자들이 암과의 전쟁 역사상 그 어느 때보다도 많은 혜택을 얻게 되기를 기대한다.

2부

면역항암치료
바로 알기

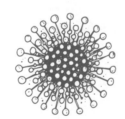

4장

면역항암제는 어떤 암에서 어떻게 사용될까?

면역항암제의 종류

　면역항암제는 100년이 넘는 실패의 역사를 거쳤지만 2010년 이후 폭발적으로 발전한다. 수천 개의 임상시험이 진행되고, 그 중 수십 개의 임상시험이 성공하면서 하루가 다르게 새로운 치료법들이 미국 FDA와 우리나라 식약처의 승인을 받고 있다. 이에 따라 어떤 암의 어떤 상황에서 면역항암제가 사용 가능한지는 암 환자를 전문으로 보는 의료진조차 따라가기 벅찰 정도로 빠르게 변화하고 있다.

　미국 FDA에서 승인을 받아 공식적으로 사용되는 면역항암제는 최근에 승인받은 LAG-3 억제제인 옵듀얼래그를 포함해서 8종이다(그림 4-1). 이 중 6종의 약들은 한국에서도 사용이 허가되어 있다. 이 약들은 면역관문억제제이며 모두 주사로 맞는 항체

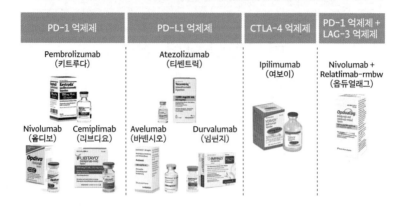

그림 4-1 면역항암제 8종. 리브타요와 옵듀얼래그를 제외한 6종은 한국에서 사용 허가를 받았다.

PD-1 억제제	PD-L1 억제제	CTLA-4 억제제	PD-1 억제제 + LAG-3 억제제
Pembrolizumab (키트루다)	Atezolizumab (티쎈트릭)	Ipilimumab (여보이)	Nivolumab + Relatlimab-rmbw (옵듀얼래그)
Nivolumab (옵디보) Cemiplimab (리브다요)	Avelumab (바벤시오) Durvalumab (임핀지)		

신약이다. 약의 종류가 다양하다 보니 이름이 헷갈린다고 말하는 이들이 많다. 모든 면역항암제의 성분명은 '맙'으로 끝나는데, 이 약물들이 공통적으로 단클론 항체(monoclonal antibody, mab)이기 때문이다. '주맙'으로 끝나는 약은 인간화 항체(humanized antibody), 그렇지 않은 나머지 약들은 인간 항체(human antibody)이다. PD-1, PD-L1 면역항암제는 비슷한 계열의 약물로 6종류가 있다. 반면 CTLA-4 면역항암제는 여보이 하나만 사용 중이다. PD-1 면역항암제인 옵디보와 LAG-3 면역항암제인 렐라트리맙을 합친 약물인 옵듀얼래그 또한 최근에 승인받았다.

공식적으로 사용되는 면역항암제(8종)

〈PD-1 면역항암제〉
- 키트루다(펨브롤리주맙, Pembrolizumab)
- 옵디보(니볼루맙, Nivolumab)
- 리브타요(세미플리맙, Cemiplimab)

〈PD-L1 면역항암제〉
- 티쎈트릭(아테졸리주맙, Atezolizumab)
- 바벤시오(아벨루맙, Avelumab)
- 임핀지(더발루맙, Durvalumab)

〈CTLA-4 면역항암제〉
- 여보이(이필리무맙, Ipilimumab)

〈PD-1 면역항암제 + LAG-3 면역항암제〉
- 옵듀얼래그(옵디보 + 렐라트리맙, Opdivo + Ralatlimab)

면역항암제를 사용하기에 앞서 꼭 알아두어야 할 것이 바로 투여 단계다. 4기 암에서 고식적 항암치료를 할 때 1차, 2차의 개념은 1회, 2회처럼 한 번, 두 번만 투여해야 한다는 뜻이 아니라, 치료 반응이 없거나 내성이 생겨 암이 진행되기 전까지 일관된 약제를 투여해야 하는 단계를 일컫는다. 즉, 1차 치료(1st line)는 4기 암 진단 후 최초로 사용하는 약제 종류를 암 진행 전까지 지속해서 투여할 수 있다는 의미이다. 만약 1차 치료 중 암이 진행한다면 약제를 변경해야 하는데, 이를 2차 치료(2nd line)라고 한다. 다시 말해서 '1차'라고 쓰여 있으면 반드시 이 약을 첫 치료로만 써야 한다. '2차 이상'은 기존에 어떤 약제든 1개 이상 썼음에도 암이 진행한 상태라면 사용 가능하다는 뜻이고, '3차 이상'이면 1차, 2차 치료 후에도 암이 진행한 경우에만 투여할 수 있다는 의미다.

지금부터 현재 국내에서 사용 가능한 면역항암제의 모든 적응증을 살펴보겠다.●

키트루다

키트루다(Keytruda)는 MSD가 개발한 PD-1 면역항암제로 성분명은 펨브롤리주맙(Pembrolizumab)이다. 2015년 8월, 90세의 나이에 흑색종 진단으로 뇌종양 수술을 받았던 지미 카터 전 미국 대통령이 같은 해 12월 6일에 자신이 완치되었다고 밝혔는데, 이때 키트루다를 투여받은 것으로 알려졌다. 주사약으로 3주마다 1회 투여하며, 1회 투여 시간은 30분에서 1시간이면 충분하다.

키트루다가 공식적으로 사용 가능한 암의 종류는 계속 업데이트되고 있으며, 표 4-1은 2022년 3월 31일까지 승인된 리스트다. 신장암의 경우 키트루다와 표적치료제인 인라이타를 병용하는 치료법이 가장 최신의 치료법인데, 국내에서는 1차로만 사용이

● 3장에서 소개한 것처럼 미국의 적응증이 한국보다 더 다양하지만, 이를 포함하면 실제로 치료받는 환자들의 혼란을 초래할 수 있으므로 이 책에서는 국내 적응증만을 다루었다.

그림 4-2	키트루다(Keytruda)

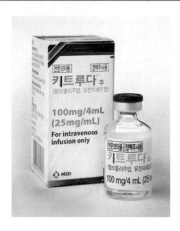

허가되어 있다. 따라서 다른 항암제를 한 번이라도 복용한 환자는 키트루다를 사용할 기회를 놓치게 된다. 이렇게 복잡한 허가 기준 때문에 키트루다를 사용할 때에는 반드시 암 전문의, 특히 면역 항암제 사용 경험이 많은 의료진과 면밀히 상의하고 치료를 결정해야 한다.

표 4-1	키트루다의 급여, 허가, 허가초과용법(2022년 3월 기준)

구분	암종	투여 대상	투여 단계
급여	비소세포폐암	PD-L1 발현 양성(TPS≥50%)으로, 백금 기반 화학요법제 치료 도중이나 이후에 진행이 확인된 진행성 비소세포폐암 ※ 다만 EGFR 또는 ALK 변이가 확인된 환자는 이 약을 투여하기 전에 이러한 변이에 대해 승인된 치료제를 투여한 후에도 질병의 진행이 확인된 경우여야 한다.	2차 이상

급여	비소세포폐암	EGFR 또는 ALK 변이가 없는 전이성 비편평 비소세포폐암 환자의 1차 치료	1차
		전이성 편평 비소세포폐암 환자의 1차 치료	1차
		PD-L1 발현 양성(TPS≥50%)으로, EGFR 또는 ALK 변이가 없는 진행성 비소세포폐암 환자의 1차 단독치료	1차
	흑색종	수술이 불가능하거나 전이성인 흑색종	1차 이상
	호지킨 림프종	자가조혈모세포 이식 실패 또는 이식이 불가한 경우, 두 가지 이상의 요법 후 진행된 재발성 또는 불응성 전형적 호지킨 림프종	-
허가 (인정 비급여)	비소세포폐암	PD-L1 발현 양성(TPS≥1%)으로서, 백금 기반 화학요법제 치료 도중 또는 이후에 진행이 확인된 진행성 비소세포폐암의 치료 ※ 다만 EGFR 또는 ALK 변이가 확인된 환자는 이 약을 투여하기 전에 이러한 변이에 대한 승인된 치료제를 투여한 후에도 질병의 진행이 확인된 경우여야 한다.	2차 이상
	흑색종	완전 절제술을 받은 림프절 침범을 동반한 흑색종의 수술 후 보조요법(adjuvant) 치료	수술 후
	요로상피암 (방광암, 신우암, 요관암)	시스플라틴 기반 항암화학요법이 불가능한 국소 진행성 또는 전이성 요로상피암(CPS≥10%)	-
		백금 기반 화학요법제 치료 도중이나 이후에 진행이 확인되거나, 백금 기반의 수술 전 보조요법(neoadjuvant) 또는 수술 후 보조요법 치료 12개월 이내에 진행이 확인된 국소 진행성 또는 전이성인 요로상피암(곧 급여 전환 예정)	2차 이상
		방광 절제술이 불가능하거나 시행하지 않았으며, 유두종 유무에 상관없이 상피내암을 동반한 BCG-불응 고위험 비근침습성 방광암	-
	두경부암	근치적 국소치료가 불가능한 재발성 또는 전이성 두경부 편평상피세포암 중 백금 기반 항암요법 치료가 불가능하고 CPS≥1인 경우 ※ 단, 비인두암(Nasopharyngeal Carcinoma)은 제외함[백금 기반 치료가 불가능한 경우는 신기능 장애(크레아티닌 증가, GFR 감소 등)의 경우나 항암치료 후 심각한 심독성의 우려가 있는 경우를 의미].	1차

허가 (인정 비급여)	두경부암	근치적 국소치료가 불가능한 재발성 또는 전이성 두경부 편평상피세포암 ※ 단, 비인두암은 제외함.	1차
		백금 기반 화학요법제 치료 도중 또는 이후에 진행이 확인된 재발성 또는 전이성 두경부 편평상피세포암	2차 이상
	호지킨 림프종	불응성이거나 3차 이상의 치료 이후에 재발한 전형적 호지킨 림프종	4차 이상
	신세포암 (신장암)	진행성 신세포암 환자의 1차 치료로 엑시티닙과의 병용요법	1차
		진행성 신세포암 환자의 1차 치료로 렌바티닙과의 병용요법	1차
	자궁내막암	이전의 전신요법 이후 진행이 확인되고 수술적 치료 또는 방사선치료가 부적합한, 고빈도-현미부수체 불안정성(MSI-H) 또는 불일치 복구 결함(dMMR)이 없는 진행성 자궁내막암	2차 이상
	고빈도-현미부수체 불안정성암	이전의 치료를 받은 후 진행했으며, 만족스러운 대체 치료 옵션이 없는 자궁내막암, 위암, 소장암, 난소암, 췌장암, 담도암(MSI-H, MMR-d) 치료. 플루오로피리미딘 및 옥살리플라틴 또는 플루오로피리미딘 및 이리노테칸 치료 경험이 있는 직결장암 (MSI-H or MMR-d)	2차 이상
	위암 (위선암)	진행성 위선암 또는 위식도 접합부 선암	3차 이상
	NK/T세포 림프종	이전 요법에 불응하는 NK/T세포 림프종(NK/T-cell lymphoma)	2차 이상
	연부조직육종	만 18세 이상 절제 불가능한 재발성 또는 전이성 미분화다형육종(UPS; Undifferentiated Pleomorphic Sarcoma), 역분화지방육종(DDLPS; dedifferentiated liposarcoma)	2차 이상
	일차성 종격동 B세포 림프종	만 18세 이상 재발성 및 불응성의 일차성 종격동 B세포 림프종(Primary mediastinal large B cell lymphoma)	2차 이상
	흉선암	백금 기반 항암요법에 진행한 흉선암(Invasive thymoma, thymic carcinoma)	2차 이상

허가 (인정 비급여)	담도/담낭암	표준치료에 실패했거나 표준치료가 적합하지 않은 PD-L1-positive 진행성 담도암 및 담낭암 (바터팽대부암 제외)	2차 이상
	진행성 자궁경부 편평상피세포암	진행성 자궁경부 편평상피세포암(Advanced cervical squamous cell cancer)	2차 이상
	악성흉막중피종, 악성복막중피종	페머트렉시트/백금계 항암제(pemetrexed/platinum) 요법에 진행한 악성중피종(흉막/복막)	2차 이상
	침샘암	만 18세 이상의 절제 불가능한 전이성 침샘암 환자 (ECOG 0-1, PD-L1>1%를 모두 만족하는 경우)	2차 이상
	비인두암	편평상피세포암을 제외한 비인두암(PD-L1 positive인 경우)	2차 이상
	난소암, 복막암, 나팔관암	PD-L1 positive 진행성 난소암, 복막암, 나팔관암 ※ 복막암, 나팔관암의 경우 난소암 기준으로 투여할 수 있는 복막암, 나팔관암에 한해 자문하에 인정	3차 이상
	메르켈세포암	메르켈세포암(Merkel cell carcinoma, MCC)	1차
	소세포폐암	2차 이상의 기존 항암요법에 실패한 진행성 소세포폐암(LD, ED)	3차 이상
	EBV 양성 위암	플루오르피리미딘/백금계 항암제(fluoropyrimidine/platinum)를 포함하는 1차 이상의 화학요법에 실패한 EBV ISH 양성인 전이성 또는 재발성 위선암(19세 이상)	2차 이상
	융모암 (융모상피암)	PD-L1 양성 항암치료 불응성 융모막암종(Chemotherapy-refractory choriocarcinoma)	4차 이상
	식도암	국소 진행성, 절제 불가능 또는 전이성 식도암 (Squamous cell carcinoma, adenocarcinoma) 중 PD-L1 복합양성점수(CPS; Combined Positive Score) 10점 이상	2차 이상
	부신피질암	근치적 절제가 불가능한 국소 진행성 또는 전이성 부신피질암(Adrenal cortical carcinoma)	2차 이상
	기저세포피부암	진행성/전이성 기저세포피부암(Basal cell skin cancer)	2차 이상
	포상연부육종	1차 치료에 실패한 포상연부육종(Alveolar soft-part sarcoma, ASPS)	2차 이상
	자궁경부암	PD-L1 양성 또는 CPS≥1인 진행성 자궁경부암 (Advanced cervical cancer)	2차 이상

옵디보

옵디보(Opdivo)의 성분명은 니볼루맙(Nivolumab)이며, 미국의
BMS와 일본의 오노약품이 개발한 PD-1 면역항암제다. 일본에
서 먼저 승인받았고, 같은 해 미국에서도 승인을 받았다. 옵디보
는 PD-1을 매개로 하는 림프구 음성 조절(PD-1, PD-L1, PD-L2 리간
드 사이의 상호작용)을 차단하는 인간형 항PD-1 단일클론 항체로, 면
역력을 증강하여 암세포를 이물질로 인식해 이를 제거하는 작용
기전을 가지고 있다. 주사약으로 단독 투여할 시 2주 간격이 적절
하지만, 병원을 방문하기 어려우면 2배 용량을 4주마다 투여하는
것도 가능하다. 옵디보와 여보이를 병합으로 사용할 때는 옵디보
를 3주마다 투여하게 된다.

| 그림 4-3 | 옵디보(Opdivo) |

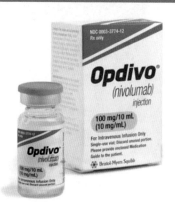

여보이

이필리무맙(Ipilimumab)이 성분명인 여보이(Yervoy)는 BMS에서 개발한 최초의 면역관문억제제제로 CTLA-4를 차단하는 약물이다. 여보이는 현재 유일무이한 CTLA-4 억제 면역항암제로, 옵디보와 같이 병용으로 사용할 때 가장 강력한 효과를 보여준다. 여보이 또한 주사약으로 옵디보와 병용으로 사용할 때는 두 약을 3주마다 함께 주사로 맞게 되며, 총 4회를 맞으므로 병용치료 기간은 12주가 된다. 병용치료 기간이 끝나면 이후에는 일반적으로 옵디보만 단독으로 유지한다. 여보이와 옵디보의 병용치료는

그림 4-4 │ 여보이(Yervoy)

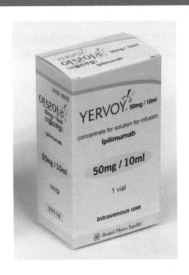

2부_면역항암치료 바로 알기

가장 강력한 항암면역반응을 유도하나, 동시에 면역과 관련된 자가면역 부작용도 더 많이 유발하므로 면역항암치료에 경험이 많은 전문 의료진에게 치료받는 것을 강력히 추천한다.

PD-1 면역항암제인 옵디보와 CTLA-4 면역항암제인 여보이가 공식적으로 사용 가능한 진단명은 계속 업데이트되고 있는데, 다음의 표는 2022년 3월까지 승인된 리스트이다. 신장암은 1차 약제로 허가되었기에 다른 표적치료제를 한 알이라도 복용하게 되면 옵디보와 여보이의 병용치료를 받을 수 없다.

표 4-2	옵디보의 급여, 허가, 허가초과용법(2022년 3월 기준)

구분	암종	항암화학요법	투여 대상	투여 단계
급여 사항	악성흑색종	옵디보	수술이 불가능하거나 전이성인 흑색종 치료의 단독요법	1차 이상
	비소세포폐암	옵디보	이전 백금 기반 화학요법에 실패한 국소 진행성 또는 전이성 비소세포폐암의 치료(PD-L1 10% 이상)	2차 이상
	신장암 (신세포암)	옵디보 + 여보이	이전 치료 경험이 없는 중간 혹은 고위험 진행성 신세포암 치료로 이필리무맙과의 병용요법	1차
	두경부편평 세포암	옵디보	이전 백금 기반 화학요법 치료 중이나 종료 후 6개월 이내에 진행된 재발성 또는 전이성 두경부 편평세포암의 치료(PD-L1 1% 이상)	2차 이상
	전형적 호지킨 림프종	옵디보	자가조혈모세포이식과 브렌툭시맙(Brentuximab)의 투여에도 재발하거나 진행된 환자	3차 이상

허가 사항	비소세포폐암	옵디보 + 여보이 + 항암	EGFR 또는 ALK 변이가 없는 전이성 또는 재발성 비소세포폐암의 1차 치료로 이필리무맙, 백금 기반 화학요법 2주기와의 병용요법(PD-L1≥1%) ※ 2020년 12월 16일 허가	1차
		옵디보 + 여보이	PD-L1 발현 양성(1% 이상)으로서, EGFR 또는 ALK 변이가 없는 전이성 또는 재발성 비소세포폐암의 1차 치료로 이필리무맙과의 병용요법(PD-L1≥1%) ※ 2020년 12월 16일 허가	1차
		옵디보 + 항암	EGFR 또는 ALK 변이가 없는 전이성 또는 재발성 비편평 비소세포폐암의 1차 치료로 카보플라틴, 파클리탁셀, 아바스틴과의 병용요법(PD-L1 관계없이 모든 환자)	1차
	악성흑색종	옵디보	완전 절제술을 받은 림프절을 침범하거나 전이성인 흑색종 환자에서 수술 후 보조요법으로 단독요법	수술 후
		옵디보 + 여보이	수술이 불가능하거나 전이성인 흑색종 치료의 단독요법 또는 이필리무맙과의 병용요법	1차
		옵디보	수술이 불가능하거나 전이성인 흑색종 치료의 단독요법	1차
	위암	옵디보	이전 두 가지 이상의 항암화학요법 후에도 재발하거나 진행된 위선암 또는 위식도 접합부 선암의 치료	3차 이상
		옵디보 + 항암	진행성 또는 전이성 위선암, 위식도 접합부 선암 또는 식도선암의 1차 치료로 플루오로피리미딘계 및 백금 기반 화학요법과의 병용요법	1차

2부_면역항암치료 바로 알기

허가 사항	대장암	옵디보 + 여보이	플루오로피리미딘, 옥살리플라틴 및 이리노테칸 치료 후 재발한, 고빈도-현미부수체 불안정성(MSI-H) 또는 불일치 복구 결함(dMMR)이 있는 전이성 직결장암 성인 환자에서 니볼루맙과의 병용요법 ※ 2020년 12월 29일 허가	2차 이상
	식도암	옵디보	이전 플루오로피리미딘계 및 백금 기반 화학요법 치료를 지속할 수 없거나, 투여 이후에 재발 또는 진행된 수술이 불가능한 식도 편평세포암의 치료	-
		옵디보	수술 전 보조요법으로 화학방사선요법(CRT)을 받고 완전 절제술을 시행한 후 잔류 병리학적 질환을 동반한 식도암 또는 위식도 접합부암의 수술 후 보조요법	수술 후
	두경부암	옵디보	이전 백금 기반 화학요법 치료 중 또는 후에 진행된 재발성 또는 전이성 두경부 편평세포암의 치료	2차 이상
	신장암 (신세포암)	옵디보	이전 치료에 실패한 진행성 신세포암 치료로 단독요법	2차 이상
		옵디보 + 카보메틱스	진행성 신세포암의 1차 치료로 카보메틱스와의 병용요법	1차
	방광암 (요로상피암)	옵디보	국소 진행성 또는 전이성 요로상피세포암 환자로서 다음 중 하나에 해당하는 경우 ① 백금 기반 화학요법 투여 중 또는 후에 질병 진행 ② 백금 기반의 수술 전 보조요법 또는 수술 후 보조요법 치료 12개월 이내에 질병 진행	-

허가 사항	방광암	옵디보	근치절제 후 재발 위험이 높은 근육 침습성 방광암(MIBC) 환자의 수술 후 보조요법	수술 후
	전형적 호지킨 림프종	옵디보	자가조혈모세포이식(Hemato-poietic Stem Cell Trans-plantation, HSCT) 전 또는 후에 브렌툭시맙베도틴 투여에도 재발하거나 진행된 전형적 호지킨 림프종의 치료	-
	악성 흉막 중피종	옵디보 + 여보이	수술이 불가능한 악성 흉막 중피종 성인 환자의 1차 치료로 이필리무맙과의 병용요법	1차
허가 초과 항암 요법	간암 (간세포암)	옵디보	표적 항암제인 소라페닙(Sorafe-nib)에 실패한 진행성 간세포암 (Child-Pugh Score 7 이하)	2차 이상
		옵디보 + 여보이	소라페닙에 실패한 진행성 간세포암	2차 이상
	담도암	옵디보	젬시타빈 기반 요법에 실패한 수술 불가능한 국소 진행성 또는 전이성 담도암 ※ 2020.07.20 추가	2차 이상
	질암/외음부암	옵디보	재발성 또는 전이성 질암과 외음부암(Squamous cell carcinoma)에 한함	2차 이상
	난소암	옵디보	백금 저항성 진행성(또는 재발성) 난소암, 복막암, 나팔관암 ※ 복막암, 나팔관암: 난소암 기준으로 투여할 수 있는 복막암, 나팔관암에 한하여 자문하에 인정	3차 이상
	비호지킨 림프종 DLBCL	옵디보	재발성/불응성 미만성거대 B세포 림프종(Diffuse large B cell lympho-ma, DLBCL)	3차 이상
	소세포폐암	옵디보	백금 기반 항암요법에 진행한 소세포폐암(LD, ED)	3차 이상

2부_면역항암치료 바로 알기

허가 초과 항암 요법	연부조직육종	옵디보 + 여보이	수술 불가능한 전이성 미분화 다형육종(UPS; Undifferentiated Pleomorphic Sarcoma), 평활근육 종(Leiomyosarcoma, LMS), 점액섬 유육종(Myxofibrosarcoma), 혈관 육종(Angiosarcoma)	2차 이상
	자궁경부암	옵디보	재발성 또는 전이성 자궁경부암 (Squamous cell carcinoma)에 한함	2차 이상
	조직구증	옵디보	HLH-2004 protocol에 refrac- tory/relapsed인 EBV-associat- ed HLH(Hemophagocytic lympho- histiocytosis, 혈구탐식성림프조직구 증식증) ※ 2020.07.20 추가	2차 이상
	중추신경계암	옵디보	재발/난치성 원발중추신경계림 프종(Relapsed/Refractory primary central nervous system lymphoma, PCNSL)	3차 이상
	직결장암	옵디보	MMR-d(Mismatch repair-defi- cient) 또는 MSI-H(Microsatellite Instability-High) 직결장암	3차 이상
	피부암	옵디보	전이성/국소 진행성 피부 편평세 포암	2차 이상
	항문암 (편평상피암)	옵디보	근치적 절제가 불가능한 전이성/ 불응성 항문 편평상피암(stage IV)	2차 이상
	호지킨 림프종	옵디보	Relapsed Hodgkin lymphoma after allogeneic HSCT	-
	악성흉막중피종	옵디보 + 여보이	절제 불가능한 진행성/재발성/전 이성 악성 흉막중피종	2차 이상

티쎈트릭

로슈에서 개발한 PD-L1 항암제 **티쎈트릭**(Tecentriq)의 성분명은 아테졸리주맙(Atezolizumab)이다. 앞서 언급된 키트루다와 옵디보가 PD-1을 억제하는 약제인 반면, 티쎈트릭은 PD-L1을 억제하여 암세포가 면역반응을 피하지 못하도록 한다. 지난 수십 년 동안 발전이 없었던 간암과 방광암(또는 신우암, 요관암) 치료에 혁신적인 발전을 가져온 신약이다. 주사약으로 3주마다 투여하며 투여시간은 30분에서 1시간이다.

티쎈트릭 투여가 가능한 암종은 계속 업데이트되고 있는데 표 4-3은 2022년 3월까지 승인된 리스트다. 티쎈트릭은 간암에서 아바스틴(Avastin, 성분명 Bevacizumab)이라는 표적치료제와 함께 병용 투여되며, 이 치료는 1차 치료제로만 승인되었기에 다른 항암

| 그림 4-5 | 티쎈트릭(Tecentriq) |

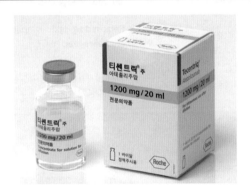

2부_면역항암치료 바로 알기

치료제를 한 번이라도 사용했다면 티쎈트릭과 아바스틴의 병용 치료를 받을 수 없다. 반대로 방광암(또는 요로상피암)의 경우 '2차 이상'으로 되어 있는데, 이 경우엔 티쎈트릭을 보험으로 맞기 위해선 이전에 한 번이라도 좋으니 백금계 항암제를 맞았어야 한다. 다만 항암치료를 할 수 없는 경우에는 PD-L1 발현율이 5% 이상일 때 티쎈트릭을 '비보험'으로 맞을 수는 있다.

표 4-3	티쎈트릭의 급여, 허가, 허가초과용법(2022년 3월 기준)				

구분	암종	항암화학요법	투여 대상	투여 단계
급여 사항	요로상피암 (방광암, 신우암, 요관암)	티쎈트릭	백금 기반 화학요법제 치료에 실패한 국소 진행성 또는 전이성 요로상피암(Urothelial carcinoma) ※ 백금 기반의 선행화학요법 및 수술 후 보조요법을 받는 도중이나 투여 종료 후 12개월 이내에 재발한 때도 인정함. ※ 이전 PD-1 Inhibitor 등 면역관문억제제 치료를 받지 않은 경우에 한함.	2차 이상
	비소세포폐암	티쎈트릭	이전 백금 기반 화학요법에 실패한 stage IIIB 이상 ※ EGFR 또는 ALK 변이가 확인된 환자는 이러한 변이에 대해 승인된 치료제를 투여한 후 질병 진행이 확인되고 이전 백금 기반 화학요법에도 실패한 경우. ※ 이전 고식적 요법으로 PD-1 inhibitor 등 면역관문억제제 치료를 받지 않은 경우에 한하되, 관해공고요법으로 더발루맙 치료 실패 시 급여 불가.	2차 이상

허가사항				
	비소세포폐암	티쎈트릭	PD-L1 발현 비율≥50%, 종양세포(TC) 또는≥10%의 종양침윤면역세포(IC)으로 EGFR 또는 ALK 유전자 변이가 없는 전이성 비소세포폐암 ※ 2022년 중 급여 예정	1차
	간암 (간세포암)	티쎈트릭 + 항암 병용요법	이전에 전신 치료를 받지 않은 절제 불가능한 간세포암 환자의 치료로 베바시주맙과의 병용요법 ※ 2022년 중 급여 예정	1차
	소세포폐암	티쎈트릭 병용요법	확장병기의 소세포폐암 환자의 1차 치료로 카보플라틴, 에토포시드와의 병용요법	1차
	요로상피암 (방광암, 신우암, 요관암)	티쎈트릭	시스플라틴 기반 화학요법제 치료에 적합하지 않은 PD-L1 발현 비율[종양침윤면역세포(IC)에서 염색된 PD-L1 비율] 5% 이상의 국소 진행성 또는 전이성 요로상피암 환자의 치료 ※ 허가일: 2018년 3월 14일	1차
		티쎈트릭	백금 기반 화학요법제 치료 중 또는 이후에 질병이 진행되었거나, 백금 기반의 수술 전 보조요법 또는 수술 후 보조요법 치료 12개월 이내에 질병이 진행한 국소 진행성 또는 전이성 요로상피암 환자의 치료 ※ 허가일: 2017년 1월 12일	2차 이상
	간암 (간세포암)	티쎈트릭 + 아바스틴 병용요법	이전에 전신 치료를 받지 않은 절제 불가능한 간세포암 환자의 치료로 베바시주맙과의 병용요법 ※ 허가일: 2020년 7월 31일	1차
	비소세포폐암	티쎈트릭	백금 기반 화학요법제 치료 중 또는 치료 이후에 질병이 진행된 국소 진행성 또는 전이성 비소세포폐암 환자의 치료 ※ EGFR 또는 ALK 변이가 확인된 환자는 이 약을 투여하기 전에 이러한 변이에 대해 승인된 치료제를 투여한 후에도 질병의 진행이 확인된 경우여야 한다. ※ 허가일: 2017년 5월 2일	2차 이상

2부_면역항암치료 바로 알기

허가 사항	비소세포폐암	티쎈트릭 + 항암 병용요법	전이성 비편평 비소세포폐암 환자의 1차 치료로 베바시주맙, 파클리탁셀, 카보플라틴과의 병용요법 ※ EGFR 또는 ALK 유전자 변이가 있는 환자는 이 약을 투여하기 전에 표적치료제로 치료해야 한다. ※ 허가일: 2019년 2월 20일	1차
		티쎈트릭 + 항암 병용요법	EGFR 또는 ALK 유전자 변이가 없는 전이성 비편평 비소세포폐암 환자의 1차 치료로 알부민 결합 파클리탁셀, 카보플라틴과의 병용요법 ※ 허가일: 2020년 1월 30일	1차
		티쎈트릭	PD-L1 발현 비율≥50%, 종양세포 (TC) 또는 ≥10% 종양침윤면역세포 (IC)로 EGFR 또는 ALK 유전자 변이 가 없는 전이성 비소세포폐암 ※ 허가일: 2021년 4월 15일	
	소세포폐암	티쎈트릭 + 항암 병용요법	확장병기의 소세포폐암 환자의 1차 치료로 카보플라틴, 에토포시드와의 병용요법 ※ 허가일: 2019년 9월 19일	1차
	삼중음성유방암	티쎈트릭 + 아브락산 병용요법	전이 단계에서 이전에 화학요법을 받지 않은 PD-L1 발현 비율[종양침윤 면역세포(IC)에서 염색된 PD-L1 비율] 1% 이상인 절제 불가능한 국소 진행성 또는 전이성 삼중음성 유방암 환자 의 치료로 알부민 결합 파클리탁셀 과의 병용요법 ※ 허가일: 2020년 1월 30일	1차

임핀지

성분명 더발루맙(Durvalumab)인 임핀지(Imfinzi)는 아스트라제네
카에서 개발한 PD-L1 면역항암제로, 절제 불가능한 3기 진행성

그림 4-6 | 임핀지(Imfinzi)

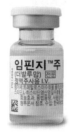
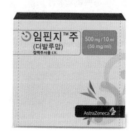

비소세포폐암의 치료에 허가된 최초이자 유일한 면역항암제다. 절제 불가능한 3기 비소세포폐암 환자에게서 20년 만에 처음으로 유의미한 생존 개선을 입증한 PACIFIC 3상 임상연구 결과를 바탕으로, 미국(NCCN)과 유럽(ESMO) 가이드라인에 이어 아시아 환자를 위한 진료 지침(Pan-Asia ESMO)에서 표준요법으로 권고된다. PACIFIC 연구에 따르면 항암화학방사선치료에 이어 1년 동안 임핀지를 투여한 환자는 4년 시점의 생존율이 49.6%로 나타나, 유의미한 생존 기간 개선 효과와 안전성이 확인됐다.

바벤시오

바벤시오는 PD-L1 단백질에 특화된 완전 인간 항체(human antibody)로, 지난 2017년 FDA와 EU 집행위원회로부터 전이성

그림 4-7 | 바벤시오(Bavencio)

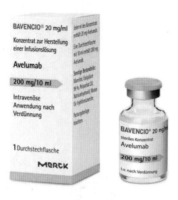

메르켈세포암이라는 희귀암의 치료제로 승인을 받았다. 국내에서는 다섯 번째로 허가된 면역항암제로 성분명은 아벨루맙(Avelumab)이다.

바벤시오는 성인의 전이성 메르켈세포암 치료에 단독요법으로 사용할 수 있는 약제이며 2020년 10월 1일부로 국내 급여 적용이 되었다. 임상시험 결과 바벤시오를 투여한 환자의 1/3에서 의미 있는 종양 감소가 확인됐으며, 대부분 6개월 이상 반응을 유지했다. 현재 영국, 미국 등의 메르켈세포암 치료제 가이드라인에서는 바벤시오를 최우선으로 사용하도록 권고하고 있다. 또한 요로세포상피암 환자에게 1차 백금 기반 항암치료를 한 후, 암이 진행되지 않은 환자에게 바벤시오 유지요법을 하는 것이 국내 승인되었다. 2주 간격으로 60분 동안 10mg/kg으로 정맥주사 투여한다.

5장

면역항암제의
부작용과 대처법

부작용 없는 약은 없다

　'항암치료'를 받는다고 하면 가장 먼저 떠오르는 것이 부작용이다. 초기의 세포독성 항암제와 표적치료제를 넘어 새로운 암치료 신약으로 떠오르고 있는 면역항암제는 이전에 사용하던 항암제에 비해 부작용도 덜하고 훨씬 안전하다. 물론 어떤 약이든 부작용이 있기 마련이지만 지피지기면 백전불태라고 하지 않았던가. 나타날 수 있는 부작용을 미리 알고 대비한다면 훨씬 수월하게 항암치료를 받을 수 있을 것이다.

　면역항암제들은 일반 항암제에 비해 부작용이 덜하고 독성 측면에서도 안전하므로 70세 이상의 고령이나 전신 상태가 좋지 않은 환자들에게도 비교적 쉽게 투여할 수 있다. 덕분에 이전에는 항암치료를 견디기 어렵다고 여겨졌던 75세 이상의 암 환자들도 거뜬히 치료받고 있다. 특히 최근에는 82세 신장암 환자가 키트루다와 인라이타 병용요법으로 면역항암치료를 받고 6주 만에 암이 55% 감소되는 결과를 얻어서 우리를 깜짝 놀라게 했고, 과거라면 항암치료를 고려조차 못 했을 92세 간암 환자가 티쎈트릭과 아바스틴 병용치료를 1년째 받으며 드라마틱한 치료 반응을 보여주기도 했으니, 치료의 패러다임이 변했음을 새삼 실감하게 된다.

하지만 면역항암제가 다른 항암제들에 비해 비교적 안전하다 하더라도 부작용이 전혀 없는 것은 아니다. 면역항암제는 기존 항암제와 조금 다른 양상의 부작용을 일으키는 경우가 많아, 기존 세포독성 항암제의 부작용을 다뤄왔던 의료진에게도 생소할 수 있다.

나를 지키는 면역계가 과도하게 활성화되면?

면역항암제의 원리는 암세포와 싸우는 면역세포인 T세포를 활성화하여 암세포를 더욱 잘 공격하도록 돕는 것이다. 그런데 T세포의 활동이 지나치게 활발해지면 암세포뿐만 아니라 정상 세포도 공격하므로 자칫하면 자가면역질환이 발생할 수 있다. 일반적인 항암치료는 면역을 약화시켜 걱정스러운 반면, 면역항암치료는 면역을 너무 증강시켜 부작용이 생길 수 있다는 점이 조금은 아이러니하다. 면역반응이 너무 심하면 우리 몸에 치명적일 수 있는데, 드물긴 하지만 마치 빈대 잡으려다 초가삼간 태우는 듯한 상황이 벌어지기도 한다.

그렇다면 이런 부작용들은 면역항암치료의 이점을 상쇄할까? 절대 그렇지 않다. 물론 조심해야겠지만 지레 겁먹을 필요가 없다. 자가면역질환이 발병하는지를 주의 깊게 살피고 적절히 대처해야겠지만, 암을 치료하는 것이 우선이니 약의 용량을 조절하거나 투여를 잠시 중단해 해당 증상을 지켜보면서 해결할 수 있으며, 부작용이 심하면 면역억제제를 투여해서 치료할 수도 있다. 면역 관련 부작용이 문제를 일으킬 확률은 대략 10% 미만인데, 암을 치료하지 못해서 문제가 생길 확률은 99%이기 때문이다. 4기 암 환자는 시급히 암을 치료하지 않으면 언제든지 암으로 사망할 수 있다. 부작용의 가능성에도 불구하고 면역항암제는 지금까지 많은 학자가 연구해온 항암제 중에서 비교적 안전하며 효과가 뛰어난 약물이다. 주치의들 또한 면역항암제와 관련된 부작용에 대해 언제나 세심한 주의를 기울이면서 대비하고 있으므로 두려워하지 말고 치료에 적극적으로 임하는 것이 좋다.

면역항암제 부작용 바로 알기

면역항암제 부작용은 무조건 나쁠까?

최근 들어 이러한 면역 관련 부작용의 발생이 그저 해롭기만한 것이 아니라, 유익한 현상일 수도 있다는 연구 결과들이 발표되고 있다. 면역 부작용은 환자의 면역계가 그만큼 강력하게 활성화된 결과라는 주장이다.

그림 5-1은 일본에서 면역항암제로 치료받은 환자 130여 명을 대상으로 분석한 연구로, 면역 부작용이 전혀 없던 환자보다면역 부작용을 일부 경험한 환자에게서 면역항암제가 더욱 좋은효과를 보이고 생존 기간이 2배 가까이 높은 것을 확인할 수 있다. 마치 철학자 니체의 말처럼 "나를 죽이지 못하는 고통은 나를

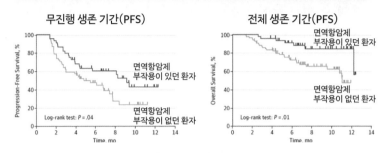

그림 5-1 면역항암제 부작용과 생존율의 역설. 면역항암제 부작용이 치명적인 경우도 있지만 잘 조절하고 극복한다면 부작용 있는 환자들이 오히려 더 오래 생존할 수 있다. [출처: Haratani K, et al. "Association of Immune-Related Adverse Events With Nivolumab Efficacy in Non-Small-Cell Lung Cancer". *JAMA Oncol* 2018;4(3):374-378.]

무진행 생존 기간(PFS)

면역항암제 부작용이 있던 환자

면역항암제 부작용이 없던 환자

Log-rank test: *P* = .04

전체 생존 기간(PFS)

면역항암제 부작용이 있던 환자

면역항암제 부작용이 없던 환자

Log-rank test: *P* = .01

더욱 강하게 만들 수도 있는 것"인지도 모를 일이다.

실제로 우리가 치료하는 환자들도 이 그래프와 비슷한 현상을 보여줄 때가 있다. 예를 들어 PD-1 면역항암제와 항암바이러스를 병용하는 신약 치료를 받았던 신장암 환자들의 경우, 치료 후에 고열이 나면서 전신면역반응이 심하게 일어났던 환자의 치료 효과가 훨씬 더 좋아서 암이 거의 사라진 반면, 열이 전혀 나지 않았던 환자에게는 면역항암치료 효과가 없었던 사례가 있었다. 이러한 결과들을 종합해볼 때 면역항암제가 인체 내에서 어떻게 작동하는지에 대해서는 더 많은 연구가 필요하다.

물론 면역 관련 부작용은 그 자체로 유익한 결과라기보다는 환자의 면역계가 얼마나 활성화되는지를 알려주는 지표로 해석하는 것이 타당하며, 불필요하게 두려워해서도 가벼이 여겨서도 안 될 것이다. 최근 면역항암제가 폐암, 비뇨기암, 흑색종에서 보험으로 사용이 가능해지면서 면역항암제로 치료받는 환자들이 늘고 있다. 따라서 우리가 마주하게 될 면역항암제 부작용의 종류와 빈도 역시 늘어날 것으로 예상되며, 비록 기존의 세포독성 항암제보다 전반적으로 낮은 확률이더라도 그 부작용에 대해 숙지할 필요가 있다.

면역항암제의 흔한 부작용들

면역항암제로 인한 부작용은 전신에 생길 수 있으며, 흔한 부작용을 그림 5-2로 정리했다. 부작용의 이름이 대부분 '염'으로 끝난다는 사실은 전신의 자가면역성 염증반응이 부작용 발생의 주된 기전임을 시사한다. 이론적으로 심장, 뇌, 위장관, 호흡기, 내분비계, 신장, 피부 등 체내 모든 장기에 염증이 생길 수 있다.

그나마 다행인 점은 대부분의 부작용이 생명에 지장이 없을 정도로 경미하다는 사실이다. 현재까지의 통계자료를 종합해보면, 면역항암제 치료를 받는 환자들이 면역 관련 부작용으로 사망할 확률은 1% 미만이다. 면역항암치료의 대상이 되는 4기 암 환자들은 적절한 치료가 없다면 100% 가까이 암으로 인해 사망하므로, 부작용에 따른 사망률 1%는 위험에 비해 이익이 훨씬 큰 수치이다.

그림 5-2 | 면역항암제 치료 중에 발생할 수 있는 다양한 부작용

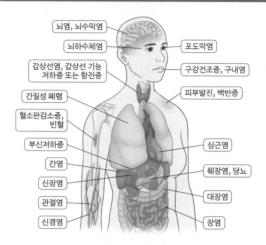

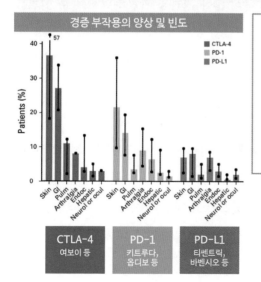

- Skin: 피부
- GI: 소화기 부작용
- Pulm: 호흡기 부작용
- Arthralgia: 관절통
- Endoc: 내분비 부작용
- Hepatic: 간 부작용
- Neurol or ocul: 신경계, 안과 부작용

그림 5-3은 대표적인 면역항암제의 세 가지 기전에 따른 부작용의 종류와 빈도를 보여준다. 가장 흔한 부작용은 피부에 발생하는데, 발진이 올라오거나 여기저기 부분적으로 하얗게 변하는 백반증이 발생할 수 있다. 이러한 피부 부작용은 여보이로 치료받는 환자의 약 30~40%, 키트루다 및 옵디보에서는 20% 내외, 그리고 티쎈트릭에서는 10% 정도 발생할 수 있다. 다행히 보존적 치료를 통해 대부분 호전되는데, 드물지만 최근에 면역항암치료를 받고 머리카락이 많이 빠지는 탈모 증상이 발생한 사례도 보고되었다.

다음으로 흔한 부작용 발생 위치는 위장관으로, 장염 때문에 설사, 탈수를 겪을 수 있다(그림 5-4). 여보이로 치료받는 환자의 25% 정도, 키트루다 및 옵디보의 경우 15% 정도의 환자에게 생길 수 있다. 대부분 경증이 많아 경과를 관찰하면서 수분 섭취를 돕고 약제를 통해 대증치료를 하면 호전된다. 하지만 하루에 설사를 4~6번 정도 하면 주치의와 상의하여 면역항암치료를 중단하고 스테로이드 치료를 해야 할 수도 있다. 특히 하루에 7번 이상 설사하는 중증이라면 즉시 병원에 입원하여 검사와 치료를 받아야 한다. 면역항암제가 처음 개발됐던 10여 년 전에는 이러한 설사를 가볍게 생각하다 환자를 잃게 된 안타까운 사례들이 국내외에 보고된 적이 있으므로 항암치료, 특히 면역항암치료 중의 설사는 일반적인 설사보다 심각하게 여기고 긴장의 끈을 놓지 말아야 한다.

그림 5-4 | 면역항암치료 후 대장에 발생한 염증과 궤양

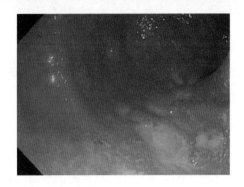

또 다른 흔한 증상은 갑상선염과 같은 내분비 부작용이다. 갑상선 기능이 올라가는 갑상선 기능 항진증과 내려가는 갑상선 기능 저하증 모두 발생할 수 있다. 이런 증상은 면역항암제 치료 중인 암 환자의 5~10%에서 발생할 수 있는 비교적 흔한 부작용이다. 특히 VEGF/R(Vascular endothelial growth factor/receptor) 표적치료제(아바스틴, 넥사바, 수텐, 보트리엔트, 인라이타, 카보메틱스, 렌비마, 스티바가 등)를 이전에 복용했거나 현재 복용 중이라면 갑상선 기능 이상이 더 흔하게 발생할 수 있어 주의를 요한다. 갑상선 기능 항진증이 발생하면 우리 몸의 대사가 비정상적으로 항진되어 심장박동이 빨라지고, 체중이 줄고, 열과 땀이 많이 나게 된다. 반대로 갑상선 기능 저하증이 발생하면 심장박동이 느려지고, 체중이 늘고, 피로하며, 추위를 많이 타게 된다. 이러한 갑상선 기능의 변화를 확인하기 위해 4~6주마다 혈액검사를 시행하여 이상이 발

견되면 갑상선호르몬 약제를 복용하면서 증상을 조절해야 한다.

면역항암제의 부작용은 언제 생기나?

현재까지 발표된 자료들에 따르면 치료 시작 후 2~3주에 면역
항암제 부작용이 가장 많이 발생한다. 4주경에 피부발진, 사려움
증이 생기면서 5주경부터 설사 등 장염 증상을 보일 수 있다. 6주
이후부터는 간염, 내분비 관련 문제가 나타날 수도 있다. 면역계
의 특성과 부작용 발생 기전은 사람마다 다르므로 부작용은 언
제, 어디서든 갑자기 찾아올 수 있다. 1년 이상 부작용이 없다가
갑자기 나타나기도 하고, 심지어 치료가 다 끝난 지 몇 달이 지났
는데도 나타날 수 있다. 따라서 이때 환자에게 무엇보다 요구되
는 건 자신의 건강 상태를 스스로 잘 살펴서 이상 증상 관련 정보
를 주치의에게 적절히 제공해주는 것이라 할 수 있다.

면역항암제의 중중 부작용

　가벼운 부작용은 증상을 잘 살펴보면서 조절하면 되지만, 중중 부작용은 신속하고 주의 깊게 접근해야 한다. 면역항암치료 중 심한 장염, 폐렴, 간염 등이 발생했을 때 초기에 발견해서 신속히 치료를 시작하지 않으면 생명을 위협할 수 있는 위중한 상황으로 발전할 수 있다.

　여보이를 투여받는 환자의 10% 이내, 키트루다·옵디보·티쎈트릭 등으로 치료받는 환자의 1~2% 정도에서 입원 치료가 필요한 면역 부작용이 발생할 수 있다. 얼핏 보면 여보이가 부작용이 많아 보여서 걱정될 수도 있고 통계 또한 상대적으로 높은 빈도를 보여주긴 하지만, 그만큼 항암면역반응을 높여 치료 반응률 및 암의 완치 확률을 높여주는 소중한 약이므로 잘 알고 쓴다면

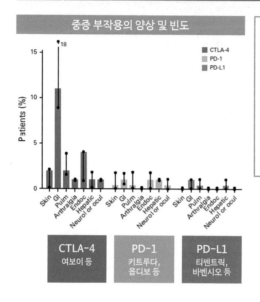

그림 5-5 　면역항암제의 기전에 따른 중증 부작용의 종류 [출처: Weber JS, Kähler JC, Hauschild A. "Management of immune-related adverse events and kinetics of response with ipilimumab". *J Clin Oncol* 2012;30(21):2691-2698.]

중증 부작용의 양상 및 빈도

- Skin: 피부
- GI: 소화기 부작용
- Pulm: 호흡기 부작용
- Arthralgia: 관절통
- Endoc: 내분비 부작용
- Hepatic: 간 부작용
- Neurol or ocul: 신경계, 안과 부작용

CTLA-4 여보이 등	PD-1 키트루다, 옵디보 등	PD-L1 티쎈트릭, 바벤시오 등

분명히 위험보다 이득이 더 많다.

　면역항암제 치료 중에 다음과 같은 증상이 있을 때는 반드시 병원에 내원하거나 연락하여 주치의와 상의해야 한다.

면역항암제로 인한 중증 부작용
- 심한 설사, 구토, 복부 불편감·통증: 면역항암제에 의한 장염 가능성
- 갑자기 생긴 심한 기침, 가래, 호흡곤란: 면역항암제로 인한 간질성 폐렴 가능성
- 갑자기 생긴 심한 피로감, 황달, 구역·구토, 발열: 면역항암제로 인한 간염 가능성

면역항암제 중증 부작용의 치료

중증의 면역 부작용이 발생했을 때 어떤 치료를 하게 될까?

첫째, 면역항암제 치료를 일시 중단한다.

둘째, 부신피질호르몬(스테로이드) 치료를 시작한다. 스테로이드는 면역항암제에 의해 유발된 과도한 면역반응을 진화하는 소화기의 역할을 한다. 정확한 용량을 정확한 타이밍에 투여했을 때 매우 효과적으로 면역반응의 정도를 조절해준다.

셋째, 스테로이드에도 반응하지 않는다면 더 강력한 면역억제제를 추가한다. 예를 들어 장염이 심하면 레미케이드라고 불리는 TNF-알파 억제제 약물을 투여할 수 있고, 면역항암제에 의한 폐렴에는 레미케이드 외에도 셀셉트, 리브 감마와 같은 면역억제제 투여를 고려할 수 있다.

중증 부작용이 발생하면 면역항암치료를 포기해야 할까?

중증의 면역 부작용이 발생하여 다행히 치료를 통해 호전된 환자는 면역항암치료를 다시 시작할 수 있을까? 먼저 발생했던 면역 부작용의 치명도, 다른 치료 대안의 여부, 전체적인 암의 상태를 모두 고려하여 결정해야 한다. 특히 치명적인 부작용이 심장이나 폐, 신경계와 같이 중요한 장기에 생겼을 때는 안타깝지만 재투여가 위험하다. 하지만 부작용이 비교적 심하지 않게 발생했고, 면역항암제 외에 다른 대안 치료법이 없다면 환자와 상의해서 재투여를 조심스럽게 시도할 수 있다. 이런 경우 약 48%의 환자에게서 면역 부작용이 재발하지 않고 안전하게 치료를 종결할 수 있는 반면, 26% 정도는 이전에 일어났던 면역 부작용이 재발하고, 나머지 26%에서는 이전과 달리 새로운 면역 부작용이 발생할 수 있다.

면역항암치료에 의한 부작용은 몸에 불이 난 상황과 비슷하다. 산불이 났을 때 불이 여기저기 번지기 전 초반에 진화해야 하는 것처럼, 면역 부작용을 예리하게 인지하고 초반에 치료를 시작하는 것이 매우 중요하다. 많은 사람들이 오해하는 것과 달리 부작용이라는 한자의 '부'는 나쁘다는 의미의 '아닐 부(不)'가 아니라 '버금가는', '부차적인'의 뜻을 가진 부(副)이다. 만들어진 주된 목적에 합치하는 결과가 아닌 부수적인 효과를 일컫는 것이다. 예를 들어 원래 심장 관련 약제로 개발되었다가 부작용이 주작용을 앞서는 바람에 용도가 바뀌어버린 유명한 발기부전 치료제의 사례는 익히 알려져 있다. 모든 약은 부작용을 가지고 있고, 면역항암제 또한 예외는 아니다. 다음 글에서는 증상에 따른 여러 부작용을 하나씩 살펴보고자 한다.

증상별로 알아보는
면역항암제 부작용

소화기 부작용

기존 항암치료에서 별다른 효과를 보지 못해 키트루다를 3주 간격으로 투여받았던 흑색종 환자, 56세 남성 L씨는 키트루다 투여 당시 간 주변에 7cm 크기의 전이성 종괴 및 이와 관련된 통증이 있었다. 키트루다 투여 후 하루 1~2회 정도의 가벼운 설사가 있었지만 다행히 3차 투여 후 간 주변의 종괴는 2cm까지 줄어들었고 통증도 완화되었다. 이후 간 주변 종괴는 더욱 줄어들었으나 6차 치료 후부터 설사의 빈도가 하루 4~6회로 늘어났고, 출혈은 없었지만 간헐적 복통이 동반되어 면역항암제로 인한 장염인지 확인하기 위해 CT를 시행했다(그림 5-6).

그림 5-6 대장의 부종 및 염증 소견의 CT(왼쪽)와 발적, 경도 출혈 및 궤양 소견의 대장내시경 검사 결과(오른쪽)

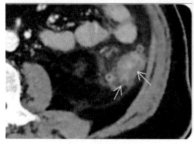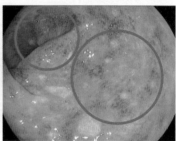

CT 결과, 하행결장 및 구불결장의 부종과 염증이 관찰되어 대장내시경 검사를 시행했다. 대장내시경 검사에서도 같은 위치에 발적, 출혈, 궤양이 관찰되어 조직검사를 시행해보니 면역세포 침윤을 동반한 장염으로 진단할 수 있었다. 환자는 스테로이드를 투여받았고, 증상이 호전되어 2주 뒤에는 설사가 하루 1회 이하로 감소했으며 복통도 사라졌다.

L씨는 면역항암제로 인해 소화기관에 발생할 수 있는 설사, 장염의 일반적인 사례를 겪은 것이다. 면역항암제 중 흔히 사용되는 PD-1 및 PD-L1 억제제인 키트루다, 옵디보, 티쎈트릭 치료 중 3~25%에서 설사, 2~20%에서 장염이 발생한다. 그 빈도가 아주 높은 것은 아니지만, 면역항암제로 치료받는 환자가 설사를 하면 면역항암제로 인한 부작용은 아닌지 먼저 의심을 해보아야 한다. 또한 증상을 지속해서 관찰하여, 증상이 계속되거나 악화

되며 복통이나 혈변이 나타난다면 복부 CT와 대장내시경 검사를 적극적으로 고려해야 한다.

면역항암제로 인한 부작용은 우리 몸 어디서든 생길 수 있고, 부작용 빈도는 면역항암제의 종류와 암의 종류에 따라 조금 다르게 나타날 수 있다. 설사 및 장염이 발생하는 시기는 여보이의 경우 4~10주, 키트루다·옵디보·티쎈트릭의 경우 보통 25주 이내인 것으로 알려져 있다. 그러나 그 외의 기간에도 광범위하게 부작용이 발생할 수 있고, 간혹 면역항암제 투여 종료 후 발생하는 사례도 있다. 설사 및 장염의 중증도는 표 5-1에서 확인할 수 있는데 3등급 이상의 설사 및 장염은 여보이에서 5~10%, 키트루다·옵디보·티쎈트릭에서 3% 미만으로 알려져 있다. 면역항암제 치료 중 2등급 이상의 설사 또는 장염이 발생하면 CT와 내시경 검사를 통해 면역항암제와 연관된 부작용인지를 확인해야 한다.

부작용 치료는 스테로이드가 가장 중요하며 지사제, 수액, 통증 조절 등 증상에 대한 치료를 같이해야 한다. 보통 스테로이드

| 표 5-1 | 소화기계 부작용의 중증도 분류 |

부작용	1등급	2등급	3등급	4등급
설사	하루에 4회 미만	하루 4~6회	하루 7회 이상	생명을 위협할 정도의 강도
장염	무증상	복통, 점액성 혈변	입원이 필요할 정도의 심한 복통, 복부 불편감	생명을 위협할 정도의 강도

투여 후 3~5일 내에 증상이 좋아지지만, 호전이 없다면 스테로이드의 용량을 늘리거나 인플리시맙(Infliximab)과 같은 면역억제제의 사용을 고려할 수 있다. 스테로이드 사용 후 증상이 좋아지면 5~10일 간격으로 스테로이드를 감량하다가 결국 투여를 멈출 수 있다.

설사 및 장염에서 회복했다면 면역항암제의 재투여를 고려할 수 있는데, 기존 면역항암제의 치료 효과가 좋았거나 부작용의 강도가 심하지 않았다면 주치의와 상의하여 조심스럽게 시도해볼 수 있다. 하지만 재투여할 때 기존 부작용의 강도가 심하게 나타나거나 설사, 장염 외 새로운 부작용이 발생할 수 있어 득실을 잘 따져서 결정해야 한다.

호흡기 부작용

면역항암제는 암 환자의 호흡 기능에도 드물게 영향을 미친다. 호흡기 부작용은 간질성 폐렴(Pneumonitis) 형태로 나타나는데, 세균이나 바이러스에 의해 생기는 일반적인 폐렴과는 달리 면역항암제에 의한 과도한 면역반응 때문에 발생한다. 폐의 간질(Interstitium)은 산소가 들어오는 폐포와 혈액을 공급하는 모세혈관 사이의 공간으로, 콜라겐과 같은 비세포성 물질과 대식세포, 염증세포 등으로 구성되어 있다. 이 공간을 중심으로 폐포, 작은

기도, 혈관, 림프관 주위에 염증세포가 축적되어 폐의 기능적 장애가 발생하는 것이 바로 간질성 폐렴이다.

옵디보나 키트루다와 같은 PD-1 면역항암제로 치료받은 환자의 약 3%, 여보이와 같은 CTLA-4 면역항암제로 치료받은 환자의 약 10%에서 간질성 폐렴이 발생할 수 있다. 간질성 폐렴이 발생하는 시기는 환자마다 차이가 큰데, 키트루다 또는 옵디보 단독치료를 받는 환자에선 치료 5개월 즈음에, 옵디보와 여보이 병합치료를 하는 환자에서는 3개월 정도에 발생한다. 하지만 어떤 환자에서는 치료 2주 만에도 발생하고, 다른 환자에서는 치료 2년 후에 발생하기도 해서 치료가 종결되고 나서도 항상 조심해야 하는 부작용이다. 간질성 폐렴이 어떤 환자에게 나타날지를 정확히 예측하기는 어렵지만 여자보다는 남자에게서, 비흡연자보다는 흡연자에게서 더 잘 발생하는 것으로 보고되고 있다. 또한 암종에 따라서는 폐암에서 가장 잘 발생하고, 피부암에서는 드물게 발생하는 것으로 보고된다.

면역항암제에 의한 간질성 폐렴 환자의 1/3은 아무런 증상을 호소하지 않는다. 가장 흔한 증상은 심한 호흡곤란(53%)과 기침(35%)으로, 일반적인 폐렴이나 폐에 전이가 있는 경우 또는 폐색전증이 있을 때도 나타날 수 있는 증상들이므로 증상만으로는 간질성 폐렴을 구별하기 어려워서 흉부 CT를 촬영해야 한다. 간질성 폐렴이 발생한 환자의 흉부 CT는 폐의 음영이 간유리처럼 뿌옇게 변하고, 기관지가 확장되거나, 흉수가 차는 양상으로 나타

그림 5-7	간유리(왼쪽)와 간유리음영(오른쪽). 간질성 폐렴이 있는 환자의 CT상에서 폐가 간유리처럼 뿌옇게 변한 것을 확인할 수 있다.

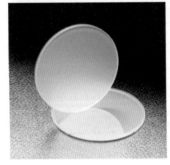
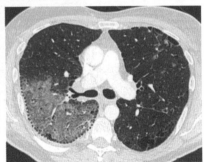

난다(그림 5-7). 2020년부터 전 세계가 코로나19 팬데믹 상황인데, 하필이면 CT 검사에서 간질성 폐렴과 코로나바이러스 감염증을 구별하기가 어렵기 때문에 간질성 폐렴이 의심되는 환자들에게 코로나바이러스 PCR 검사를 하는 것이 진단에 도움이 된다.

간질성 폐렴의 심한 정도는 표 5-2와 같이 분류된다. 면역항 암제 치료를 받는 환자들에게 간질성 폐렴이 발생하면 대부분은 1·2등급에 해당하고, 약 20%의 환자는 3·4등급에 해당한다.

1등급은 증상이 없어서 잠시 면역항암제를 중단하고 경과 관 찰하면 호전된다. 이 경우 영상검사에서 호전을 보이면 면역항암 제를 다시 시작할 수 있다.

2등급은 면역항암제를 끊고 저용량의 스테로이드 치료 (0.5~1mg/kg/일)를 시작하게 된다. 증상이 좋아지면 스테로이드를

표 5-2	간질성 폐렴의 중증도 구분			
	1등급	**2등급**	**3등급**	**4등급**
간질성 폐렴	증상이 전혀 없고, 검사 중에 우연히 발견됨	증상이 있으며, 약물치료가 필요함	거동에 지장을 받을 정도로 심각한 증상이 있어 산소치료가 필요함	생명을 위협할 정도로 위중하여 기계호흡 등이 필요함

줄여가면서 최종적으로 끊을 수 있고, 면역항암제 치료 역시 재개할 수 있다.

3등급부터는 입원 치료가 필요할 수 있으며 면역항암제를 중단한 채 산소치료를 받게 된다. 고용량의 스테로이드 치료(2~4mg/kg/일)를 시작하는데, 회복된 후에도 면역항암제를 다시 투여하기 어렵다.

4등급이라면 중환자실로 입원하여 기계호흡(인공호흡기) 및 고농도 산소치료를 해야 할 수 있다. 면역항암제는 영구적으로 중단해야 하고, 고용량의 스테로이드 치료(4mg/kg/일)가 시작된다. 만약 스테로이드 치료에 반응이 없다면 인플릭시맙, 사이클로포스파미드(Cyclophosphamide), MMF(Mycophenolate mofetil)와 같은 면역억제제 투여를 고려할 수 있다.

면역항암제 치료 반응이 좋았던 환자는 3~4등급의 호흡기 부작용이 생겨 어쩔 수 없이 면역항암치료를 중단하더라도 초반에 투여했던 면역항암제의 치료 반응이 장기간 유지된다는 보고가

그림 5-8 | 옵디보 + 여보이 치료 중 간질성 폐렴이 발생한 환자의 흉부 엑스레이 사진

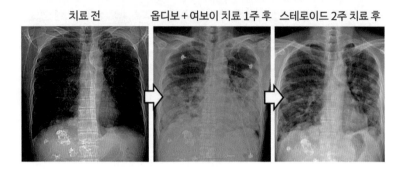

치료 전　　　　옵디보+여보이 치료 1주 후　　스테로이드 2주 치료 후

있다. 따라서 어쩔 수 없이 약을 중단하고 재투여를 하지 못하는 상황이더라도 실망하지 않고 경과를 지켜보는 것이 좋다.

갑상선 부작용

목 중앙부에 위치한 작은 나비 모양의 갑상선은 체내 대사 활동을 조절하는 갑상선호르몬을 분비하는 장기다. 갑상선호르몬은 신체에서 신진대사량을 조절하는 호르몬으로, 인체의 대사효소와 신체 전반의 대사에 영향을 미친다. 갑상선의 호르몬 이상으로 발생하는 대표적인 질환은 갑상선 기능 항진증과 갑상선 기능 저하증이 있다.

갑상선호르몬이 과잉 분비되는 갑상선 기능 항진증의 경우

| 그림 5-9 | 갑상선의 구조 |

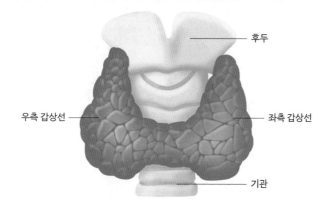

후두

우측 갑상선

좌측 갑상선

기관

T3, T4라는 갑상선호르몬들이 지나치게 많이 분비되면서 신진대사 기능이 높아져 전신의 활동이 증가하고 항진된다. 식욕이 늘지만 급작스러운 체중 감소를 경험할 수 있으며, 심박수·심박출량이 증가하고 땀이 나며 장이 과하게 작동하면서 설사가 발생하고 눈이 돌출된다.

이와 반대로 갑상선 기능 저하증은 갑상선호르몬의 분비가 줄어들어 신진대사량이 감소하는 상태를 말한다. 갑상선 기능 저하증이 발생하면 체중이 증가하고 만성 피로와 무기력감이 나타난다. 갑상선호르몬 농도가 저하되거나 결핍됨에 따라 추위를 쉽게 느끼고 심박수, 심박출량이 감소한다. 혈중 콜레스테롤 농도가 상승하며 근육과 관절이 강직되거나 통증이 생길 수도 있다. 신체적인 변화 외에 기억력 감소, 우울감 등 심리적 변화가 뒤따르

그림 5-10 | 갑상선 기능 항진증의 증상(갑상선 비대와 안구 돌출)

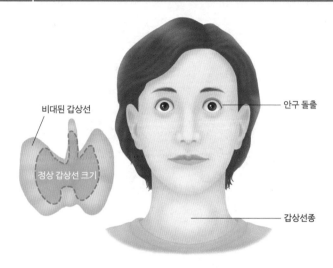

비대된 갑상선

정상 갑상선 크기

안구 돌출

갑상선종

기도 하는데, 대부분의 갑상선 기능 저하증은 서서히 진행하기 때문에 증상을 자각하지 못하고 진단이 늦어지는 사례가 많다.

면역항암제는 암세포가 아닌 갑상선 세포에 손상을 일으킬 수 있는데, 면역항암제로 인한 갑상선 기능 이상은 저하증이 가장 흔하다. 현재 사용하는 PD-1 및 PD-L1 면역항암제로 치료할 때 4~10%의 확률로 발생하는 것으로 알려져 있고, CTLA-4 면역항암제를 투여할 때는 조금 적게 발생하는 것으로 알려져 있다.

다른 부작용은 조기에 치료하면 좋아지는 경우가 많지만 내분비계 부작용은 장기전이 될 가능성이 있다. 갑상선 기능 저하증이 나타나면 지속적으로 갑상선호르몬 약제인 티록신(Thyroxin)을 투여하게 될 수도 있다. 이때 갑상선호르몬을 투여하면서 갑상선 기능 유지가 잘 된다면 면역항암제 사용을 지속하기도 한다. 빈도는 1~7% 정도로 낮은 편이지만 면역항암제로 인한 갑상선 기능 항진증 또한 발생할 수 있다.

갑상선 기능 이상이 발생했다면 장기적인 관리가 필요한 만큼, 치료를 담당하는 종양내과 의사는 물론 갑상선 질환을 전문으로 치료하는 내분비내과 의사와 상의해야 할 수도 있다. 하지만 면역항암제로 인한 갑상선 기능 이상은 이미 많은 의사가 치료 경험을 했고, 대부분 혈액검사를 통해 주기적으로 감시하면서 치료하면 비교적 쉽게 관리할 수 있는 부작용이다.

뇌하수체 부작용

면역항암제 치료를 받으면 갑상선 기능 이상 외에도 우리 몸 안의 다른 호르몬들이 영향을 받을 수 있다. 흔하지는 않지만 중대한 내분비 부작용인 뇌하수체와 부신 기능 이상이 발생할 수 있다.

뇌하수체는 사람의 두 눈 사이에서 조금 뒤쪽, 뇌의 중앙 아랫부분에 있는 0.5cm 크기의 아주 작은 장기다. 그러나 크기와 달리 갑상선, 부신, 성선 등 인체에 필요한 대부분의 호르몬 분비를 조절하는, 일종의 컨트롤 타워 역할을 하는 매우 중요한 곳이다. 뇌

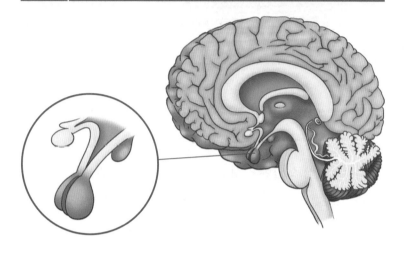

그림 5-11 | 뇌하수체의 위치. 뇌하수체는 뇌 정중앙에 볼록 튀어나온 콩알만 한 장기인데, 우리 몸 안의 중요한 호르몬을 조절하는 컨트롤 타워 역할을 한다.

하수체는 성장호르몬, 난포자극호르몬 및 황체형성호르몬, 부신피질자극호르몬, 갑상선자극호르몬, 유즙분비호르몬, 항이뇨호르몬 등 다양한 호르몬을 생성한다. 뇌하수체 질환은 뇌하수체 전엽에서 분비되는 호르몬 과잉으로 생기는 뇌하수체 기능 항진증, 호르몬의 부족으로 생기는 뇌하수체 기능 저하증으로 나눌 수 있다. 면역항암제에 의해 뇌하수체에 염증이 생겨서 호르몬들의 분비량이 늘어나거나 줄어들면 그에 따른 증상이 나타나게 된다.

　뇌하수체 기능부전(Hypophysitis, Hypopituitarism)은 여러 면역항암제 치료 중에 발생할 수 있는데, 발생률은 약의 종류 및 용량, 치료 기간, 암의 종류에 따라 다르다. 최근 연구 결과에 따르면 면역항암제 치료를 받은 약 6,500명의 환자 중 1.1%에서 뇌하수체 부작용이 발생했다. 뇌하수체 부작용은 옵디보와 여보이를 함께 투여하는 병합치료에서는 6.4%, 옵디보 또는 키트루다 단독치료에서는 0.4%, 티쎈트릭 치료군에서는 0.1% 정도의 발생률을 보인다. 따라서 면역 기능을 강하게 올리는 병합 면역항암치료일수록 뇌하수체 기능부전의 발생률이 좀 더 높아지는 셈이다.

면역항암제 사용 후 뇌하수체 기능 변화가 유발되면 피로감, 두통, 메스꺼움, 어지럼증, 시력 감소, 무월경 등 아주 다양한 증상이 나타날 수 있다. 이러한 증상들은 암으로 인한 증상과 거의 비슷해서 증상만으로 진단하기가 매우 어렵다. 따라서 혈액검사를 통해 다양한 호르몬 수치들(부신피질자극호르몬, 갑상선자극호르몬, 황체형성호르몬, 난포자극호르몬, 프로락틴, 테스토스테론, 에스트라다이올)을 확인해야 한다. 두통, 어지럼증, 시력 감소 등은 뇌 전이가 있는 환자에게도 나타날 수 있으므로 뇌 전이와의 감별을 위해 뇌 MRI를 확인해야 할 수도 있다.

면역항암제 치료를 시작한 후 평균 5.5개월 정도에 뇌하수체 기능 이상이 발생할 수 있다. 따라서 이 시기에 앞서 언급한 증상들이 있으면 주치의와 상의하여 호르몬 검사를 해볼 필요가 있다. 뇌하수체에 이상이 있을 때 가장 흔한 검사 소견은 갑상선 기능 저하증으로, 갑상선 자체는 정상이더라도 뇌하수체에서 갑상선을 자극하는 역할을 하는 갑상선자극호르몬의 분비가 줄어들면 갑상선 기능이 덩달아 저하될 수 있는 것이다. 이외에도 뇌하수체에서 분비되는 자극호르몬의 저하로 부신피질 기능 저하와 성선 기능 저하가 나타날 수 있다. 유즙분비호르몬(프로락틴)도 변할 수 있는데 주로 감소하는 경우가 많으며, 성장호르몬의 분비에는 큰 영향이 없다고 알려져 있다.

뇌하수체 기능 저하가 발생하면 조기에 발견하여 스테로이드 치료를 하는 것이 가장 중요하다. 증상이 심하지 않다면 저용량의 스테로이드 치료만으로도 충분하지만 심한 두통, 저나트륨혈증과 같은 전해질 이상, 혹은 시신경에 영향을 줄 정도의 뇌하수체 크기 증가가 있으면 고농도의 스테로이드 치료가 필요할 수 있다. 드물긴 하지만 생명을 위협하는 심각한 뇌하수체 기능부전이 발생했다면 면역항암제 치료를 영구히 중단하는 것이 좋다. 스테로이드 치료를 언제 중단해야 하는지에 관해서는 확실히 정해진 바가 없지만, 주치의의 판단하에 증상 호전에 따라 서서히 줄여가도록 한다. 스테로이드 치료를 마친 이후에 성선호르몬과 갑상선호르몬은 절반가량의 환자에게서 정상으로 돌아오지만, 부신피질호르몬은 잘 회복되지 않기 때문에 장기간의 호르몬 보충 요법이 필요할 수 있다.

피부 부작용

면역항암제의 부작용 중 가장 흔한 것이 피부 부작용으로, 전체 환자의 30~50%에서 발생할 수 있다. 피부 가려움증, 발진, 피부 반증, 습진 등이 가장 흔하다. 대개는 아주 경증으로 나타나므로 면역항암치료를 방해하거나 중단해야 하는 사례는 많지 않다. 피부 부작용은 피부암인 흑색종에서 가장 흔하게 나타나며, 그다음으로 신장암에서 잘 나타난다. 아직 연구가 더 필요한 영역이지만 면역항암제 치료 후 백색증이나 피부탈색, 홍역 모양 피부발진, 물집이 나타난 환자들의 치료 성적이 더 좋다는 연구 결과도 있다.

피부 가려움증

피부 가려움증(Pruritus)은 키트루다나 옵디보 투여 환자의 15% 내외에서, 여보이 투여 환자의 30% 정도에서 나타날 수 있다. 면역항암제 치료 후 3~4개월가량 가장 많이 나타나며, 스테로이드 연고나 항히스타민 연고로 호전된다.

홍역 모양 피부발진

홍역 모양 피부발진(Morbilliform exanthem)은 키트루다, 옵디보 사용 환자의 15%에서, 여보이 병합치료 환자의 25% 정도에서 발생할 수 있다. 대개 치료를 시작하고 수 주 이내에 나타난다. 얼굴과 손, 발바닥을 제외한 나머지 부위에 붉은 반점들이 서로 합쳐지는 모양으로 나타나며 가려움증을 동반한다. 대부분 저절로 낫거나, 스테로이드 연고를 바르면 좋아진다. 드물지만 점

그림 5-12 | 홍역 모양 피부발진

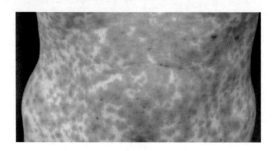

점 심해질 때는 드레스증후군이라는 피부 질환이 나타날 수 있으며, 이때는 면역항암치료를 중단하고 전신 스테로이드 치료를 해야 할 수도 있다.

드레스증후군

드레스증후군(DRESS syndrome)의 초기 증상은 앞에서 이야기한 홍역 모양 피부발진처럼 나타날 수 있지만, 발진이 점점 단단해지고 암자색으로 변하면서 열이 나거나 얼굴이 붓고, 림프부종 증상이 생긴다면 드레스증후군을 의심해볼 수 있다. 드레스증후군이 발현되면 치명적일 수 있어서 면역항암제는 더 이상 투여할 수 없다. 장기간 전신 스테로이드를 투여해야 하며, 다른 장기들이 잘 기능하는지 지속해서 확인해야 한다.

그림 5-13 │ 피부 백반증, 색소탈색

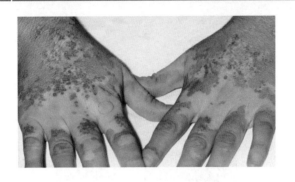

피부 백반증, 색소탈색

피부 백반증(Vitiligo), 색소탈색(Depigmentation) 등 피부색이 하얗게 변하거나 탈색되는 증상은 주로 흑색종 환자에게 흔하게 나타나며, 다른 종류의 암 환자들에게는 흔하지 않다. 색소탈색은 면역항암치료를 시행한 후 9~10개월 정도 지났을 때 나타날 수 있고 대개 대칭적이다. 동시에 머리카락이나 눈썹의 색도 하얗게 변할 수 있다. 대부분은 특별한 치료가 필요하지 않지만, 환자가 미용적 측면 등 여러 이유에서 치료를 원하면 스테로이드 연고나 광선치료 등을 시도해볼 수 있다.

면역 수포성 발진

면역 수포성 발진(Immunobullous eruption)은 피부 여기저기에 커다란 물집이 잡히는 자가면역질환으로 키트루다, 옵디보, 티쎈

그림 5-14 | 면역 수포성 발진

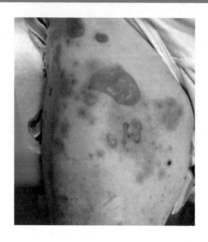

트릭 투여 시 1% 미만에서 드물게 발생히고 여보이에 의해서 생기는 경우는 드물다. 분홍색의 피부발진이 생기고 그 위에 커다란 물집이 잡히며 가려울 수 있다. 확진을 위해서는 피부 조직검사가 필요하다. 증상이 가벼우면 연고나 독시사이클린, 니아신아마이드 등으로 호전될 수 있지만, 대부분 면역항암치료를 중단하고 전신 스테로이드 치료를 해야 한다. 아주 심하면 리툭시맙이나 오말리주맙과 같은 표적항체를 이용해서 치료하기도 한다.

스티븐존슨증후군, 독성표피괴사용해

스티븐존슨증후군(Steven Johnson syndrome), 독성표피괴사용해(Toxic epidermal necrolysis)는 면역항암제 치료를 받는 환자의 1% 미

그림 5-15 | 스티븐존슨증후군, 독성표피괴사용해

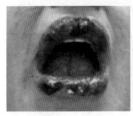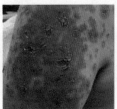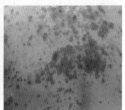

만에서 관찰되지만 가장 무서운 부작용으로, 전신의 피부와 점막이 벗겨지는 질환이다. 입술과 구강점막이 헐면서 벗겨지고, 또 다른 부위의 피부 여기저기가 색이 변하면서 벗겨져 마치 화상을 입은 것과 같이 변한다. 면역항암치료 후 평균 2~3개월 정도에 잘 나타나지만, 길게는 1년 정도 지나서 나타나기도 한다. 치명적일 수 있는 부작용이어서 면역항암치료를 바로 중단하고 전신 스테로이드를 사용해야 한다. 경우에 따라서 면역 글로불린, 사이클로스포린과 같은 면역억제제, TNF-α 억제제 등을 사용해야 할 수 있다.

간 부작용

면역항암제를 사용하면 간독성이 나타날 수 있는데, 면역항암제로 인한 간염은 대개 무증상이어서 우연히 혈액검사에서 발견

그림 5-16 면역항암제로 인한 간염. 옵디보 + 여보이 병합치료 3회 후 발생한 황달 때문에 촬영한 CT에서 간비대와 간문맥 림프절 비대를 확인하고 자가면역성 간염을 진단했다.

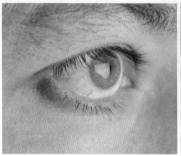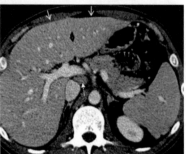

되는 경우가 대부분이다. 혈액검사에서 별다른 원인 없이 간 효소 수치(AST, ALT), 황달 수치(Bilirubin)가 상승할 때 의심해볼 수 있다. 수치가 많이 올라가면 발열, 피로감, 황달 등의 증상이 나타날 수 있다.

다만 면역항암치료 중에 주치의와 상의 없이 다른 약이나 건강식품을 복용할 때에도 간수치가 올라갈 수 있으므로, 혈액검사에서 이상이 있다고 해서 모두 면역항암제 부작용인 것은 아니다.● 또한 B형 간염이나 C형 간염 환자의 간수치가 올라갈 때는 간염바이러스가 원인일 수도 있어서, 여러 가지 임상적 상황

● 예를 들어 아주 안전한 약인 타이레놀조차 하루에 6알 이상 지속적으로 복용하면 간독성이 나타난다.

2부_면역항암치료 바로 알기

을 고려해 면역항암제 부작용 여부를 판단하게 된다. 중증일 때는 간 조직검사를 시행해서 확진하기도 한다.

면역항암제 관련 간독성은 PD-1 및 PD-L1 면역항암제인 키트루다, 옵디보, 티쎈트릭, 임핀지, 바벤시오를 투약하는 경우 0.7~1.8%에서 발생하며, CTLA-4 면역항암제인 여보이를 투여할 때는 좀 더 많은 3~9%에서 발생한다. 또한 PD-1 면역항암제와 CTLA-4 면역항암제를 동시에 사용하면 17~29%에서 발생하는 것으로 알려져 있으며, 그중 17%는 중증으로 나타난다. 따라서 옵디보와 여보이 병합치료를 받는 신장암, 간암, 비소세포폐암, 흑색종 환자들의 간염을 특히 조심해야 한다. 대개 3주 간격으로 4회를 받게 되므로 첫 12주 동안이 가장 주의를 요하는 시기이며, 보통 첫 투약 5~6주 정도에 부작용이 나타난다. 그러므로 옵디보와 여보이 병합치료를 받는 환자들은 가급적이면 종합비타민 외에 기타 건강식품이나 주치의의 허락을 받지 않은 약, 암 환자에게 좋다는 출처 불명의 물질들을 복용하지 않는 것이 좋다.

간독성의 중증도는 표 5-3과 같이 분류하는데, 간수치의 정상 상한값을 기준으로 결정한다. 병원마다 정상 범위가 조금씩 다를 수 있지만, AST 수치의 정상 범위가 0~40IU/L이라면 40을 기준으로 배율을 곱해서 결정한다.

면역항암제로 인해 간독성이 발생했을 때는 대개 면역항암제 치료를 멈추면 간 기능이 저절로 호전된다. 하지만 일부 황달이

표 5-3	간독성의 중증도 구분			
	1등급	**2등급**	**3등급**	**4등급**
간수치	AST 또는 ALT 수치가 정상 상한 범위의 3배 이내로 증가 (40~120)	AST 또는 ALT 수치가 정상 상한 범위의 3~5배 증가 (120~200)	AST 또는 ALT 수치가 정상 상한 범위의 5~20배 증가 (200~800)	AST 또는 ALT 수치가 정상 상한 범위의 20배 이상 증가 (800~)

나 응고장애를 동반한 환자에게는 생명을 위협하는 간부전으로 진행할 수 있어 주의해야 한다.

치료는 등급에 따라 제시된 가이드라인을 따른다. 다만 환자 개개인이 처한 상황이 다르므로 주치의의 판단하에 조금씩 달라질 수는 있다. 예를 들어 간수치가 180IU/L로 나오면 2등급에 해당하지만, 간수치가 올라간 원인이 면역항암제보다는 암의 간 전이에 의한 것이라면 대증적 치료를 하면서 면역항암제를 유지해볼 수도 있는 식이다.

적절한 면역억제제를 사용하는데도 반응이 없으면 급성 간부전으로 진행하여 사망할 수도 있지만, 아쉽게도 면역항암제로 인한 간독성을 완벽하게 예방할 방법은 없다. 최소한 간독성을 유발하는 다른 원인이라도 배제할 수 있다면 치료 방향의 설정과 예후에 긍정적인 영향을 미칠 수 있기에, 임의로 몸에 좋다는 정체불명의 한약, 버섯즙, 나무 달인 물 등의 민간요법을 행하는 건 반드시 삼가야 한다.

면역항암제로 인한 간독성 치료 가이드라인

- 1등급: 대증적 치료를 하면서 면역항암제를 유지한다.
- 2등급: 면역항암제를 잠시 중단하고 스테로이드 치료(0.5~1mg/kg/일)를 한다. 증상이 호전되면 면역항암제를 다시 고려할 수 있으며, 스테로이드는 4~6주 기간을 두고 서서히 감량하여 중단한다. 만일 증상이 악화되거나 호전되지 않으면 스테로이드 용량을 2mg/kg/일로 증량하고 면역항암제는 영구히 중단하게 된다.
- 3등급: 면역항암제를 영구히 중단한다. 스테로이드 치료(1~2mg/kg/일)를 시행하고, 2~3일 이내에 스테로이드에 반응이 없으면 MMF(1,000mg/bid/일)를 추가한다. 이때 간 생검이 권유된다.
- 4등급: 면역항암제를 영구히 중단한다. 고용량 스테로이드 치료(2mg/kg/일)를 시행하고, 2~3일 내에 스테로이드에 반응이 없으면 MMF(1,000mg/bid/일)를 추가한다. 이때 간 생검이 권유된다. 경우에 따라 토실리주맙(항 IL-6 항체), 인플릭시맙(항 TNF-a 항체), 리툭시맙(항 B cell 항체), 사이클로스포린 등을 사용해볼 수 있다.

췌장 부작용

췌장염은 흔히 담석이나 과음에 의해서 유발되지만 면역항암제 투여로도 발생할 수 있다. 면역항암제 치료로 인해 발생하는 췌장염은 흔하지 않으나 만약 병합치료를 받는 환자가 복통, 구역, 구토 등 비특이적인 증상을 계속 호소하면 의심해볼 수 있다. 특히 옵디보와 여보이의 병합치료와 같이 면역항암제 두 가지를 동시에 사용할 때 발생 위험성이 올라가고, 약 6%의 환자에게 췌장염이 발생할 수 있다. 면역항암제로 인한 췌장염 증상은 보통 치료 시작 2주에서 16주 사이에 잘 발생한다.

면역항암제에 의한 췌장염은 초기 증상이 없는 경우가 많다. 그래서 대부분 혈액검사에서 우연히 췌장 효소 수치인 아밀라아제, 리파아제가 상승함으로써 진단된다. 췌장염이 생기면 명치 부위나 상복부에 통증을 느끼거나(등, 가슴, 옆구리까지 통증이 번지기도 함), 메스꺼움, 구토 증상을 보이는 경우가 많다. 췌장염이 아주 심하면 복부 촉진을 할 때 압통, 복부 팽창, 저혈입, 발열, 백혈구 증가증을 보이기도 한다.

췌장염은 임상 증상, CT 등의 영상검사 소견, 아밀라아제, 리파아제 상승 중 두 가지 이상이 있을 때 진단할 수 있다. 보통 아밀라아제, 리파아제가 정상 범위 상한치보다 3배 이상 상승했을 때 유의하다고 판단한다. 아밀라아제, 리파아제 검사는 일반적으로 시행하는 검사가 아니므로 이를 면역항암제 치료를 할 때마다 매번 검사하지는 않고 간수치 상승, 복통, 설사 등 의심할 만한 소견이 있을 때 검사하게 된다.

췌장염의 영상검사는 복부 CT나 MRI를 시행하는데, 심한 경우 CT에서 췌장이 부어 있거나 괴사가 발견되기도 한다(그림 5-17). 다만 아밀라아제, 리파아제 수치가 상승한 환자의 약 80%에서 CT상 특별한 이상 소견이 관찰되지 않으므로, CT와 MRI 같은 영상검사와 함께 환자의 증상과 혈액검사 결과를 연관 지어 해석하는 것이 중요하다.

면역항암제로 인해 발생한 췌장염은 중증도에 따라 치료한다.

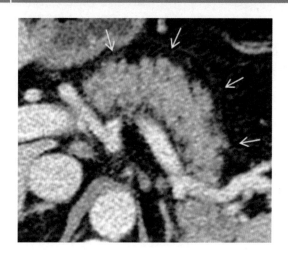

심각한 급성 췌장염은 입원하여 수액치료, 통증 조절, 필요하면 항생제 투여를 할 수 있다. 다만 면역항암제 외에 췌장염을 일으킬 만한 다른 원인이 있지 않은지 추가 검사를 통해 확인해야 한다. 또한 췌장염이 다 나은 이후에 췌장 기능이 저하되어 당뇨가 발병할 수 있으므로 혈당을 지속해서 모니터링해야 한다.

① 경증: 아밀라아제, 리파아제가 정상 범위 상한치의 3배 이내

증상이 없고 단순히 혈액검사 수치만 오른다면 면역항암제 치료는 유지한다. 만약 증상이 있다면 면역항암제를 잠시 중단하고 수액치료와 같은 보존적 치료를 시작한다.

② 중등도: 아밀라아제, 리파아제가 정상 범위 상한치의 3배에서 5배

면역항암제를 중단하고 CT나 MRI 등 영상검사를 시행한다. 수액치료와 함께 스테로이드 치료(Prednisone/methylprednisolone 0.5~1mg/kg/일)를 시작한다.

③ 중증: 아밀라아제, 리파아제가 정상 범위 상한치의 5배 이상

면역항암제를 중단하고 CT나 MRI 등 영상검사를 시행한다. 수액치료와 함께 스테로이드 치료(Prednisone/methylprednisolone 1~2mg/kg/일)를 시작한다.

6장

면역항암제의 효과를
치료 전에 알 수 없을까?

치료 반응 바이오마커를 통한
반응률 예측

면역항암치료는 효과가 좋을 수도 있지만 아무런 효과가 없거나 더 나쁜 상황을 초래하기도 한다. 약을 투여하기 전에 어떤 환자에게는 좋은 효과를 내고, 또 어떤 환자에게는 아무런 효과가 없다는 사실을 미리 구분할 수 있으면 얼마나 좋을까? 사실 면역항암치료는 비용적인 측면에서의 부담이 적지 않다. 따라서 기대 여명이 길지 않은 4기 암 환자들에게 약을 여러 차례 투여해보고 나서야 효과가 없다는 사실을 알게 된다는 것은 시간과 비용의 엄청난 낭비가 아닐 수 없다. 만약 치료 효과를 사전에 예측해낼 수 있다면 많은 환자에게 큰 도움이 될 것이다.

치료 효과를 예측할 수 있는 인자들을 '치료 반응 예측 바이오마커(Predictive biomarker)'라고 한다. 현재까지 면역항암치료의 반응률을 예측하기 위한 치료 반응 예측 바이오마커들로는 이어서 소개할 세 가지를 많이 활용하고 있는데, 아쉽게도 셋 모두 아직 치료 반응률을 완벽하게 예측하지는 못하는 실정이다. 다만 세 가지 방법 중에 하나라도 해당하는 환자들은 면역항암제가 긍정적으로 반응할 확률이 높다고 여겨지므로, 진료 현장에서도 가능하다면 이러한 환자들에게 우선적으로 면역항암치료의 기회를 제공하고자 노력하고 있다.

지금부터 치료 반응 예측 바이오마커 세 가지, 즉 PD-L1의 발현, 종양변이부담 검사(TMB), MSI와 MMR에 관해 하나씩 살펴보겠다.

PD-L1의 발현

PD-1과 PD-L1의 결합을 막으면 T세포가 활성화되면서 암을 공격하는 항암 효과가 나타난다. 우리가 쓰는 면역항암제의 대부분이 PD-1, PD-L1의 상호작용을 억제하는 면역관문억제제이므로 PD-L1의 발현 여부는 면역항암치료제의 좋은 치료 반응 바이오마커가 될 수 있다. 모든 암종에서 공통으로 적용할 수는 없지만 PD-L1의 발현이 많을수록 면역관문억제제의 효과가 좋을 가능성이 높다.

면역관문억제제가 처음 개발되었던 2010년대 초반, 연구자들은 이 약이 누구에게 효과가 좋을지 혹은 어떤 경우에 효과가 없을지에 관해 알아내고자 일종의 염색기법을 가지고 실험했다. 암 조직을 PD-L1으로 염색하여 진하게 발현되면 발현율이 높은 것이고, 색이 나타나지 않으면 낮은 것으로 간주했던 것이다. 진하게 많이 발현될수록 면역관문억제제에 대한 반응이 좋을 것이라는 가설은 소수의 환자를 대상으로 수행한 실험 결과와 일치했다. 25명의 환자 중 9명, 다시 말해 무려 36%에서 치료 반응을 보였던 반면, 염색 결과 PD-1 및 PD-L1이 음성인 17명의 환자는 모두 치료 반응이 없었다. 따라서 연구자들은 이 실험 결과를 토대로 PD-L1의 발현이 양성인 환자 10명 중 4명에 가까운 확률로 치료 효과가 있을 것이라고 기대했다.

이 연구는 보다 정확한 결과를 도출하기 위해 폐암 환자를 대상으로 상세히 진행되었다. PD-L1의 발현 정도를 음성과 양성 두 가지로만 나누지 않고 더 세밀하게 나눠본 것이다. 1% 미만의 음성, 1~49%의 약한 양성, 50% 이상의 강한 양성, 이렇게 세 개의 군으로 나누어 임상시험을 진행했다. 예상대로 음성이나 약한 양성에서는 치료 효과가 별로 없었고, 강한 양성일 때는 환자가 더 오래 생존한다는 결과를 얻었다.

연구는 더 나아가 폐암뿐만 아니라 다른 암, 이를테면 흑색종에 접목하여 비슷한 결과를 얻어냈다. 연구자들은 환호성을 질렀지만 기쁨도 잠시. 현실은 그리 녹록하지 않았다. 바이오마커의 이상적인 조건은 치료 반응을 명확히 예측해주어야 한다는 것인데, 평균 반응률은 예상보다 낮은 21% 정도였을 뿐만 아니라 PD-L1 양성일 때 36%, PD-L1 음성일 때 0%라는 결과는 모든 암종의 환자를 더 많이 모집하여 연구를 거듭할수록 점점 더 일치하지 않았다.

폐암 환자만을 대상으로 한 결과를 보면 PD-L1이 양성일 때 면역항암제의 반응률은 37%로, 전체 암 환자에게서 19% 정도의 반응률이 나왔으니 이는 평균의 2배가량 높은 수치다. 그렇다면 이를 근거로 폐암 환자에게 면역항암제를 투여하면 되는 것일까? 문제는 PD-L1 음성인 환자의 11%에서도 효과가 있다는 결과가 나온 점이었다. 처음에는 양성과 음성으로 단순하게 나누어 치료 계획을 세우는 것이 야심 찬 목표였지만, 연구를 거듭할수록 혼란이 가중되었고 우리가 여전히 모르는, 그래서 더욱 깊이 연구해야 하는 영역이 있음을 인정할 수밖에 없었다. 결국 'PD-L1 음성에서 반응이 없는 것은 아니지만, 양성일 때 치료 반응이 조금 더 높은 것 같다'는 절반의 성공과도 같은 결론이 나왔다.

어떤 치료법의 효과가 10% 정도라면 작은 숫자로 느껴질 수 있지만 말기암 환자에게는 다르게 와닿을 수 있다. 10%의 성공률이라는 것은 100명을 치료해서 10명이 암을 이겨낼 수 있다는 의미이기 때문이다. 그래서 폐암같이 37%라는 높은 반응률을 가진 일부 암에서는 PD-L1 발현 정도를 바탕으로 실제로 환자에게 약을 투여한다. 하지만 어떤 암에서는 PD-L1의 발현을 통한 예측이 전혀 맞지 않기도 해서, 현재로서는 일부 암에서만 쓰이거나 참고 자료로 사용되고 있다.

그렇다면 PD-1, PD-L1의 발현 여부는 어떻게 알아볼 수 있을까? 대부분의 암을 확진하기 위해서는 조직검사가 필요하다.

2부_면역항암치료 바로 알기

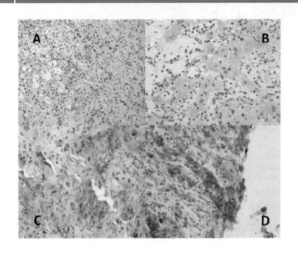

| 그림 6-1 | PD-L1 면역화학염색 결과. A: IHC Negative, B: weak expression, C: moderate expression, D: strong expression [출처: Cedrés S, et al. "Analysis of expression of programmed cell death 1 ligand 1(PD-L1) in malignant pleural mesothelioma(MPM)". *PLoS One* 2015;10(3):e0121071.] |

세침검사나 수술로 얻어진 검체 조직을 병리과에서 면역화학염색(Immunohistochemistry, IHC)을 하고, 현미경을 통해 PD-L1 발현이 있는지 확인할 수 있다(그림 6-1). 이 과정을 통해 첫 번째로 PD-L1 발현이 되는지 여부를 확인하고, 두 번째로 PD-L1 발현이 있다면 그 비율은 얼마나 되는지 점수를 매기게 된다.

PD-L1 발현 여부를 점수화하기 위해서는 TPS(Tumor proportion score, 종양비율점수), CPS(Combined positive score, 복합양성점수) 두 가지 방법을 주로 사용한다. TPS는 PD-L1 발현이 있는 암세포의 비율을 보는 수치고, CPS는 PD-L1 발현이 있는 암세포와 면역세

그림 6-2

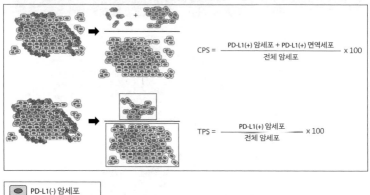

TPS와 CPS [출처: Eckstein M, et al. "PD-L1 assessment in urothelial carcinoma: a practical approach". *Annals of translational medicine* 2019;7(22):690.]

$$CPS = \frac{PD\text{-}L1(+) \text{ 암세포} + PD\text{-}L1(+) \text{ 면역세포}}{\text{전체 암세포}} \times 100$$

$$TPS = \frac{PD\text{-}L1(+) \text{ 암세포}}{\text{전체 암세포}} \times 100$$

PD-L1(-) 암세포
PD-L1(+) 암세포
PD-L1(-) 면역세포
PD-L1(+) 면역세포

포를 둘 다 보는 것이다. 그림 6-2는 TPS와 CPS의 개념을 도식화한 것이다.

PD-L1 발현과 면역관문억제제의 효과는 암종에 따라 다르다. 간암처럼 면역관문억제제 효과가 PD-L1 발현과 상관관계가 없는 암종도 있고, 비소세포암처럼 PD-L1 발현이 높으면 훨씬 더 효과가 좋은 암종도 있다. 담도암의 경우 PD-L1의 TPS 수치가 높으면 키트루다를 투여했을 때 효과가 더 좋은 듯하다는 연구 결과도 있다.

그러나 모든 환자에게 이 결과를 대입하기는 어렵다. TPS가

| 그림 6-3 | PD-L1 검사 결과에 따른 면역항암제 승인 현황. 막대의 파란색은 PD-L1 검사가 양성일 때 사용할 수 있도록 FDA 승인된 경우이다. [출처: Davis AA, Patel VG. "The role of PD-L1 expression as a predictive biomarker: an analysis of all US Food and Drug Administration(FDA) approvals of immune checkpoint inhibitors". *Journal for ImmunoTherapy of Cancer* 2019;7(1):278.] |

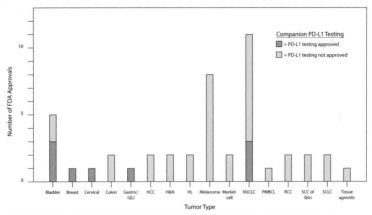

Fig. 1 Number of immune checkpoint inhibitor FDA approvals by tumor type: The colors in the key denote whether PD-L1 testing was approved (blue) or not approved (green) as a companion diagnostic. Abbreviations: GEJ = gastro-esophageal junction; HCC = hepatocellular carcinoma; HL = Hodgkin's Lymphoma; NSCLC = non-small cell lung cancer; PMBCL = primary mediastinal B-cell lymphoma; RCC = renal cell carcinoma; SCC = squamous cell carcinoma; SCLC = small cell lung cancer

0~1% 정도밖에 안 되는데도 효과가 있는 경우가 있기 때문이다. 또한 암종마다 TPS, CPS 적용 기준이 다르다. 예를 들어 폐암은 TPS 기준으로 판정하고, 자궁경부암은 CPS를 사용하며, 삼중음성 유방암은 면역세포에서의 PD-L1 발현율을 기준으로 한다.

옵디보나 키트루다와 같은 항암제는 PD-L1과 PD-1 결합을 억제하는 항체로 개발되었지만, 실제로 체내에 투입되었을 때는 여러 가지의 면역 기전이 복합적으로 작용하여 항암 효과를 일으킨다. 따라서 단지 PD-L1 조직검사 결과만으로 약의 효과를 예측하기란 쉽지 않다. 또 환자의 전신 상태가 좋은지, 암이 얼마나 크고 얼마나 많이 퍼져 있는지, 암의 위치가 어디인지(이를테면 간 전이를 동반하는지) 등 면역항암제의 효과에 영향을 주는 다양한 인자들이 존재하기 때문에 이들을 복합적으로 고려하여 면역항암제 사용 여부를 신중하게 결정해야 한다.

종양변이부담

종양변이부담(Tumor mutational burden, TMB)이란 간략히 표현하면 암이 가지고 있는 유전자 돌연변이의 양(정도)을 말한다. 세포분열 과정에서 발생하는 유전자 돌연변이는 여러 암종의 원인이 된다고 알려져 있다. 그런데 유전자 돌연변이의 양이 많으면 암세포만의 독특한 단백질(암항원)을 만들 가능성이 높아지며, 암항원이 많이 생성되면 체내 면역세포가 이 항원을 발견하여 공격할 가능성이 높아진다.

면역항암치료의 목표는 몸의 건강한 세포를 손상시키지 않으면서 암세포만을 제거하는 것이다. 이러한 이상적인 결과를 이루는 한 가지 방법은 건강한 세포에는 없지만 암세포에만 존재하는 특정 단백질(암항원)을 면역세포가 선택적으로 인식하여 사멸

그림 6-4 TMB와 면역반응의 관계 [출처: Stenzinger A, et al. "Tumor mutational burden standardization initiatives: Recommendations for consistent tumor mutational burden assessment in clinical samples to guide immunotherapy treatment decisions". *Genes, Chromosomes and Cancer* 2019;58(8):578-588.]

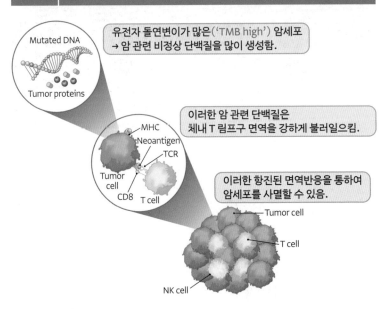

시키는 것이다.

면역항암치료의 치료 반응 바이오마커라는 측면에서 TMB는 복권에 비유할 수 있다. 많은 수의 복권을 구매한다고 해서 항상 당첨되는 것은 아니지만, 1~2장만 구매하는 것에 비해 확실히 당첨 확률이 높아진다. 정상 세포에 없는 돌연변이가 암세포에 많다는 것은 면역계가 암세포를 인식하고 공격할 수 있는 특정 단백질을 가질 확률이 높아진다는 의미이다. 그동안의 암 치료 경험을 토대로 공격적인 성향을 가진 암세포일수록 돌연변이가 많고, 돌연변이가 많을수록 세포독성 항암치료와 같은 암 치료에 내성을 보이는 경우가 많다는 사실을 알 수 있다. 그러나 우리 몸의 면역계를 활성화시켜 암을 제거하는 면역항암치료에서는 아이러니하게도 암세포의 돌연변이가 많을 때 면역세포들이 암을 더 잘 인식해서 정상이 아닌 세포(내가 아닌 남)로 판별하여 공격할 수 있기 때문에 치료 반응이 좋을 수 있다는 것이다.

TMB는 종양의 조직검체로 측정하는 것이 일반적인데, 암조직의 광범위한 돌연변이 정도를 확인할 수 있는 차세대 염기서열 분석(Next-generation sequencing, NGS)을 이용할 수 있다. TMB는 DNA 구간마다 확인되는 돌연변이 수로 보고되며, 주로 메가베이스(megabase)당 돌연변이 수(mut/Mb)의 형식으로 표현한다. TMB가 10mut/Mb 이상인 암을 TMB-High로 정의하고, 이 경우 면역계가 암세포를 더 잘 인식할 가능성이 높아서 결과적으로 이 환자들은 우리가 활발히 사용하고 있는 면역관문억제제 치료에 좋은 반응을 보일 가능성이 더 높다.

그렇다면 각 암종별로 나타나는 TMB는 어떻게 다를까? 그림 6-6을 보면 암종마다 TMB 정도가 크게 다름을 확인할 수 있다. 그중 흑색종과 폐암, 방광암의 경우 TMB가 비교적 높게 관찰됨을 확인할 수 있다.

최근 고형암에서 TMB와 키트루다 효과의 관련성을 연구한 KEYNOTE-158의 결과가 발표되었다. 1,000명 이상의 다양한

그림 6-5 | TMB-Low(왼쪽)와 TMB-High(오른쪽) 비교. 높은 TMB는 면역세포의 인식 가능성을 높인다.

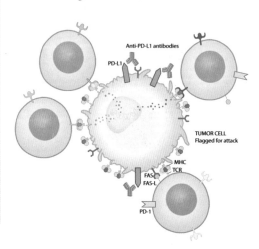

그림 6-6 | 다양한 암종에서 관찰되는 TMB 정도 [출처: Alexandrov LB, et al. "Signatures of mutational processes in human cancer". *Nature* 2013;500(7465):415-421.]

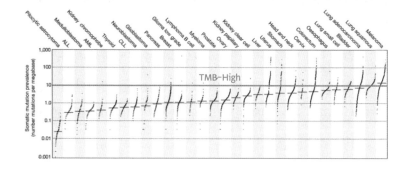

고형암 환자가 등록된 이 연구에는 TMB-High(10mut/Mb 이상)인 환자가 약 13% 포함되었는데, 이들은 키트루다 치료를 받았을 때 치료 반응률이 29%로 매우 높았다. 반면 TMB-High가 아닌 환자들의 치료 반응률은 10%로 낮게 나타났다. 이러한 결과를 바탕으로 미국 FDA는 TMB의 중요성과 효과를 인정해, 이전에 항암치료를 받았지만 암이 진행한 TMB-High 전이성 고형암 환자의 치료를 위해 2020년 6월 키트루다를 최초로 승인했다. 아쉽게도 우리나라에서는 아직 승인받지 못한 상태지만 TMB 검사 방법의 표준화 등이 이루어져 조만간 우리나라에서도 승인되길 기대해본다.

MSI와 MMR

유전자 복제가 실수로 잘못되었을 때 인체는 그 오류를 고치는 유전자(Mismatch repair gene, MMR)에 역할을 맡긴다. 하지만 MMR에 유전적 변이가 있어 제 역할을 하지 못하게 된다면 어떻게 될까? 현미부수체 전반에 돌연변이가 일어나고 그 결과 DNA의 길이가 달라지는데, 이 지표를 현미부수체 불안정성(Microsatellite instability, MSI)이라고 한다.

우리 몸의 유전자는 끊임없이 분열하고 증식하기를 반복하며, 그 과정에서 자연적으로 생기는 돌연변이가 존재한다. 하지만 그러한 돌연변이가 축적되지 않는 이유는 MMR이 스스로 돌연변이를 제거하며 오류를 수정해주고 있기 때문이다. 중요한 역할을 맡은 MMR이 고장 나면 돌연변이가 계속 발생하게 되는데, 이

2부_면역항암치료 바로 알기

상태를 'MSI-High'라고 표현한다.

암 환자들을 대상으로 MSI-High를 연구한 결과, 이에 해당하는 환자들은 자신의 유전자 이상을 제거하지 못하므로 돌연변이가 계속 만들어지고 체내에 쌓였다. 그 결과 DNA와 RNA에 이상이 생겨 비정상적인 단백질이 만들어지고, 일부는 면역반응을 일으키는 신생항원(Neoantigen, 네오항원)이 된다. 이런 신생항원이 생기면 우리의 면역계는 몸에 이상이 생겼음을 감지하는데, 이때 면역항암제가 우리 몸의 면역활성화를 도와준다. 수지상세포, NK세포, T세포와 같은 면역세포를 암세포의 신생항원에 반응하게 해 암세포를 죽이는 것이다.

20년 전까지만 해도 의학·과학 기술이 지금의 수준에 미치지 못하여 유전자와 염색체를 읽을 수 없었다. 그래서 현미부수체라는 지표를 통해 염색체가 갖는 특징을 확인했고, 일정하게 나오면 '안정', 일정하지 않고 들쭉날쭉하게 나오면 '불안정'으로 나눴다. 하지만 과학 기술의 발전에 힘입어 특정 유전자 염색체를 처음부터 끝까지 다 읽을 수 있게 되면서 현미부수체 불안정형이 나온 환자들은 돌연변이를 제거하는 유전자가 망가져 있다는 걸 나중에 알게 된 것이다.

2015년 즈음의 실험 결과를 보면 현미부수체 불안정성이 전혀 없는 대장암 환자는 면역항암제 반응률이 0%인 반면, 현미부수체 불안정성이 있는 환자는 반응률이 60%로 매우 높게 나왔다. 하지만 아쉽게도 전체 대장암 환자의 약 5%만이 MSI-High

에 속한다. 그 5% 환자 중 60% 정도가 반응을 보이는 셈이다. 대장암 4기 환자가 100명 있다고 가정했을 때 면역항암제를 투여해볼 만한 환자는 5명, 그중에서 효과가 있는 사람은 3명인 것이다. 우리는 이 '3'이라는 숫자도 결코 적은 수가 아니라고 생각한다. 가망이 없다고 생각했던 100명 중 3명의 환자를 더 살릴 수 있게 된 것이니까.

대장암이 아닌 다른 종류의 암에서도 이런 MSI-High가 나타날 때가 있는데, 그들을 면역항암제로 치료하면 어떨까? 연구는 계속되었다. 위암, 전립선암 등 암의 종류는 달라도 동일한 유전적 특징을 가진 환자들을 치료한 결과, 동일하게 약 60%의 치료 반응률이 나왔다. 이 결과를 바탕으로 2017년 5월, 미국 FDA는 면역항암제인 키트루다를 최초로 승인하기에 이른다.

이전까지 항암제가 FDA의 승인을 받을 때는 위암이면 위암, 폐암이면 폐암 하는 식으로 암의 종류에 따라 약의 사용 여부를 승인하는 것이 일반적이었다. 그러나 암의 종류에 상관없이 현미수부체 불안정성, MSI-High를 가진 모든 종류의 암에 이 항암제의 투여를 공식적으로 허가한 최초의 사례가 되었고, 이는 암 치료 패러다임의 엄청난 변화를 가져왔다. 전에는 위암을 치료하는 의사는 위암만을 치료하고 대장암을 치료하는 의사는 대장암만을 연구해왔다면, 이제는 암의 종류에 상관없이 쓸 수 있는 무기가 생긴 것이다. 물론 아직은 그 확률이 2~3%에 불과하지만, 죽음과 싸우고 있는 100명의 환자 중에 우리가 살릴 수 있

는 환자가 2~3명이라도 생기게 된 셈이니 좋은 소식이 아닐 수

없다. 현재는 국내에서도 MSI-High인 암에 면역항암제를 투여

할 수 있다.

그렇다면 MSI는 어떻게 측정할까? MSI PCR 검사는 5개의

표지자를 사용하여 시행한다. MSI의 구분은 그림 6-7, 6-8과 같

이 암세포 조직과 정상 조직에서 나타나는 PCR 패턴을 비교하

여 판단한다.

앞서 언급했듯이 우리 몸에서 DNA를 복제할 때 자연적으로

오류가 발생하며, 이때 MMR 단백질이 오류를 인식하여 제거

및 복구 작업을 한다. MMR 단백질은 MLH1, MSH2, MSH6,

PMS2라는 4가지 단백질로 구성된다. MMR은 정상 세포에서 발

그림 6-7 | MSS(현미부수체가 안정적인 상태). A: 암세포 조직, B: 정상 조직

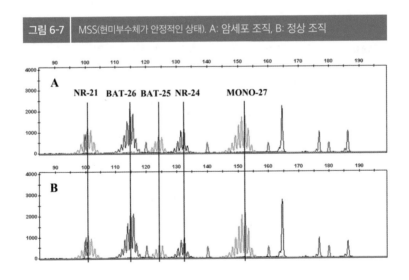

그림 6-8 | MSI-High(현미부수체가 불안정한 상태). A: 암세포 조직, B: 정상 조직

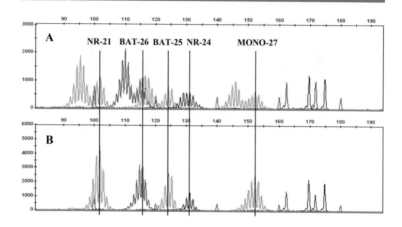

현하므로 정상 세포에서는 이 4가지 단백질이 면역화학염색에서 모두 염색되어야 한다. 이때 4가지 단백질 중 하나라도 발현되지 않았을 때를 'MMR 결핍(MMR deficiency, dMMR)'이라고 한다. MMR이 결핍되어 정상적으로 작동하지 못하면 수많은 돌연변이가 만들어져 암이 발생하는 원인이 되는 동시에, 암항원의 발현이 많아져 면역반응이 활발해지므로 dMMR을 MSI-High와 같이 면역항암치료 반응을 예측하는 바이오마커로 사용할 수 있다. 암 발생의 원인 제공자이자, 면역항암치료의 높은 치료 반응 제공자라니 병 주고 약 주는 셈인가 싶기도 하다.

그림 6-9의 A, C, E, G는 각 단백질이 갈색으로 염색되어 정상이고 B, D, F, H는 각 단백질이 염색되지 않아 비정상이다.

그림 6-9   MMR 관련 단백질들의 발현 양상 [출처: Richman S. "Deficient mismatch repair: Read all about it(Review)". *Int J Oncol* 2015;47(4):1189-1391.]

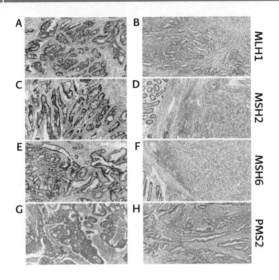

이처럼 4가지 단백질 중 하나라도 염색되지 않으면 MMR 결핍, dMMR로 판명한다. 고빈도-현미부수체 불안정성을 뜻하는 MSI-High와 유전자 복제 실수 교정 결함을 뜻하는 dMMR은 사실상 동의어로 쓰인다. 이에 해당하는 환자는 종양 내 침윤하는 림프구의 수가 많고, PD-1과 PD-L1의 발현을 높여 면역항암치료에 반응을 보일 가능성이 높다.

    MSI-High와 dMMR은 각 암종에서 어떤 빈도로 관찰될까? 다양한 종류의 암종에서 MSI-High 또는 dMMR이 보고되는데 자궁내막암에서 빈도가 가장 높고 위, 소장, 대장암 등 위장관 암

그림 6-10 | 다양한 암종에서 dMMR의 빈도 [출처: LE DT, Durham JN, et al. "Mismatch repair deficiency predicts response of solid tumors to PD-1 blockade". *Science* 2017;357(6349):409-413.]

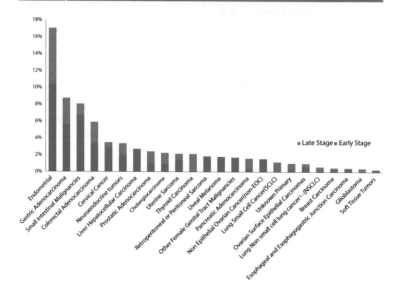

에서도 비교적 빈도가 높은 편이다. 전이성 대장암은 약 3~5% 정도가 MSI-High, dMMR에 해당한다. 그림 6-10을 보면 암종마다 dMMR 발현 정도가 다름을 알 수 있다. 따라서 여러 암종에서 MSI-High와 dMMR이 면역항암제의 치료 효과 예측과 실제 사용 여부에 대한 좋은 지표가 되어줄 것이라 기대하고 있다.

7장

면역항암제는
만병통치약이 아니다

기존 항암치료의 부작용과 한계

암세포는 여러 특징을 가지고 있다. 우선 정상 세포에 비해 엄청나게 빠른 속도로 자란다. 게다가 혈액이나 림프액을 타고 온몸으로 퍼져나가므로 곳곳에 숨어 있는 암세포를 모두 찾아내 없애기 어렵다. 일반적으로 대부분의 질병은 먼저 약물로 치료한 후 차도가 없으면 외과적 처치를 고려하는데, 암 치료는 이와 반대다. 가장 먼저 수술을 고려하고, 그 이후에 약물이나 방사선치료 등의 방법을 동원해 혹시 몸에 남아 있을지 모를 작은 암세포를 없애는 방식이다.

과거에는 암이 너무 광범위하게 퍼져 있거나 수술로 접근할 수 없는 부위에 생기면 치료가 어렵다고 여겨왔다. 암의 조기 발견이 중요하다고 하는 이유인데, 빨리 발견해서 수술로 제거해야 완치를 바라볼 수 있기 때문이다. 따라서 전체적인 암 치료율을 근본적으로 높이려면 조기 발견을 통한 수술적 치료 못지않게 이미 진행된 암까지도 치료할 수 있는 효과적인 항암제가 꼭 필요하다.

1세대 항암제로 불리는 세포독성 항암제는 암세포가 비정상적으로 빨리 성장한다는 점에 초점을 맞추고 분열 속도가 빠른 세포를 공격하도록 만들어졌다. 정상 세포가 일부 희생되더라도, 결국 암세포를 더 많이 죽게 하는 일명 '너 죽고 나 죽자' 전법을 구사한 것이다.

그런데 우리 몸에는 정상 세포인데도 빠르게 많이 자라나는 세포들이 있다. 바로 매일같이 자라나는 머리카락의 모근세포, 위장관의 점막세포, 골수세포 등이다. 암세포뿐만 아니라 이들 세포에도 영향을 주는 1세대 항암제의 대표적인 부작용이 탈모, 구토, 식욕 저하, 피로감, 체력 저하 등인 것은 필연적인 결과였다. 그래서 1세대 항암제의 초기 시절에는 항암치료를 받는 환자라고 하면, 머리카락이 다 빠지고 기운도 없으며 늘 구역질과 구토에 시달리면서 밥 한 숟가락 뜨기도 어려워하는 모습으로 그려졌다. 지금도 많은 환자가 의사로부터 항암치료가 필요하다는 말을 듣고 절망에 빠지는 데 크게 기여한 해묵은 스테레오타입이다.

2세대 항암제인 표적치료제는 암세포에만 나타나는 특정 단백질이나 유전자 변화를 표적으로 삼아 공격하는 약물이다. 1세대

그림 7-1 | 항암치료라는 말을 들으면 대부분 공통된 이미지를 떠올린다.

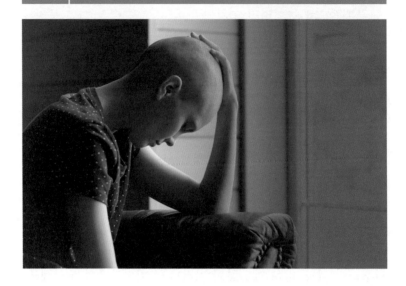

항암제가 적군, 아군 할 것 없는 무차별 융단 폭격이었다면, 2세대 항암제는 그래도 적군을 찾아내는 표적 미사일에 비유하면 적절하지 않을까? 표적항암제는 암의 성장과 발생에 관여하는 신호를 차단함으로써 암세포만을 골라서 죽일 수 있었고, 덕분에 세포독성 항암제가 갖고 있던 전형적인 부작용 또한 덜 발생하게 되었다. 물론 표적항암제도 피부발진이나 고혈압, 상처 회복의 저해 등 세포독성 항암제와 다른 양상의 부작용이 있지만 상대적으로 빈도가 낮고 약물 자체의 항암 효과도 높은 편이다.

이러한 표적항암제에도 단점이 있는데, 표적하고자 하는 특정 물질이 발현된 암 환자에게만 효과가 있어서 여러 검사를 통해 그 표적에 해당해야 약제를 쓸 수 있다는 점이다. 따라서 효과를 볼 수 있는 암의 종류가 많지 않을뿐더러, 효과가 있는 환자들도 치료 중에 암세포가 생존 본능을 발휘하여 표적이 되는 단백질의 구조나 유전자를 변형시키고 이를 통해 내성이 생기면 장기적인 치료 효과를 기대하기 어렵게 된다.

면역항암제는 10여 년 전부터 암 환자 진료에 본격적으로 도입되기 시작하여 현재 폐암, 간암, 신장암 등 15가지 이상의 암에 널리 사용되는 3세대 항암치료법이다. 가장 대표적인 면역항암제는 면역관문억제제로, 앞서 언급했듯이 피부암 말기였던 미국 전 대통령 지미 카터를 완치시키면서 세간에 널리 알려졌다. 간과 뇌로 전이된 말기 흑색종을 진단받았던 지미 카터는 당시 90세로 너무 고령이어서 일반적인 항암제를 사용하기 어려웠고, 암의 진행이 빨라 여명이 3개월을 넘지 못할 것으로 예상되었다. 하지만 너무나 운 좋게도 당시에 막 출시된 면역관문억제제로 치료받을 기회를 얻으면서 암이 극적으로 줄어들게 되었다.

이처럼 면역관문억제제는 일반적인 항암치료에 비해 부작용이 적어 고령의 환자에게도 비교적 안전하게 사용할 수 있고, 한 번 효과가 나타나면 그 효과가 오래 유지될 수 있다는 장점이 있다. 그래서 최근 5년간 전 세계적으로 수요가 폭발적으로 늘어나고 있으며, 점점 더 많은 환자들이 면역항암제 치료를 받고 싶어 한다.

면역항암제 단독치료 시
기대보다 낮은 반응률

3세대 항암제인 면역항암제는 인간이 가진 면역 기능을 활성화해 암을 공격하도록 만들어졌다. 이전 항암제의 부작용과 한계로 지목되는 독성(1세대)과 내성(2세대)을 모두 해결할 수 있을 것으로 예상되지만, 아쉽게도 면역항암제 또한 아직은 만병통치약이 아니다. 면역항암제 역시 여러 부분에서 개선이 필요한데, 현재 가장 큰 한계는 치료 반응률이 낮다는 점이다. 다시 말해 효과가 있는 일부의 환자에게는 장기 생존의 기회를 제공해줄 수 있지만, 효과가 없는 상당수의 환자에게는 전혀 도움이 되지 못하고 소중한 시간과 돈만 낭비하게 할 수도 있다. 이 때문에 일각에서는 면역항암제를 '선택받은 자를 위한 항암제'라고 부르기도 한다.

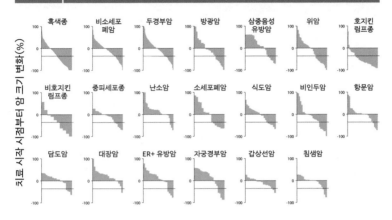

그림 7-2 | PD-1 면역항암제 단독치료의 반응률. 검정 실선은 암의 크기가 30% 이상 감소하는 지점을 의미하는데, 검정 실선 아래의 녹색 면적이 넓을수록 반응률이 높고, 좁을수록 반응률이 낮다. 예를 들어 흑색종은 면역항암제에 반응이 좋지만, 대장암은 거의 반응이 없다. [출처: ASCO 2016.]

항암치료에서 '반응률(response rate)'이란 치료로 인해 암이 축소되거나 사라진 환자의 비율을 뜻한다. 면역항암제의 암종별 반응률을 나타낸 그림 7-2를 살펴보면, 면역관문억제제 단독치료는 암종에 따라 다르지만 일반적으로 20~30%의 반응률을 보이고 있음을 알 수 있다. 흑색종의 일부 환자군에서 단독치료 결과를 보면 40% 정도로 높게 나올 때도 있고 낮으면 10% 후반대로 나오기도 하니, 평균적으로 약 20% 정도의 환자에게 반응이 있다고 할 수 있다. 즉, 면역항암제를 단독으로 쓸 경우 10명의 환자 중 2명의 환자는 죽음으로부터 멀어질 수 있다는 의미다. 물론 10명 중 2명의 환자를 구할 수 있다는 것만 해도 과거에 비하면 무척 고무적인 결과지만, 현장에서 환자를 직접 치료하다 보면 여전히 아쉬운 수치인 것이 사실이다.

면역항암제의 제한적인 효과:
암세포가 너무 많을 때

면역관문억제제 단독치료는 암을 진단받은 지 얼마 되지 않은 초기인 경우 좋은 효과를 기대할 수 있지만, 암이 많이 진행된 경우에는 좋은 효과를 기대하기 어려울 수도 있다. 6장에서 종양변이부담(TMB)이 많을수록 면역항암치료의 효과가 높다, 즉 돌연변이가 많은 활발한 암이 오히려 면역항암치료의 주된 공격 대상이 된다는 역설을 기억한다면 이 말에 조금 의아할 수 있다. 쉽게 풀어 설명하면 암이 많이 진행한 상태로 찾아오는 환자들은 이미 세포독성 항암제를 비롯해 다른 항암치료를 받은 상황일 때가 많다. 그렇다면 당연히 암을 공격할 수 있는 면역세포의 수와 기능이 떨어져 있을 것이고, 면역항암치료를 하고 싶어도 아군의 수가 부족해 전투에 돌입하기 힘들다.

그래서 최근에는 여러 가지 항암치료의 순서를 결정할 때 면역항암치료를 앞쪽에 배열할수록 장기적인 효과가 더 좋다는 일부 연구 결과가 있으며, 간암과 신장암은 현재 면역항암제 투여를 1차 치료로 선택하는 사례가 점점 늘고 있다.

암의 크기가 지나치게 클 때 치료 효과가 좋지 않은 경우도 있다.* 2장에서 설명한 것처럼 T세포는 암세포를 직접 대면하여 일대일로 공격한다. 퍼포린이라는 물질로 암세포에 구멍을 뚫고, 그 안에 그란자임이라는 폭탄을 집어넣어 암세포를 죽인다. 문제는 T세포의 수가 무한하지 않다는 점이다. 4,000억 개 정도 존재하는 T세포가 모두 암세포를 공격할 수 있는 것은 아니고, 암을 공격하도록 고도로 훈련된 킬러들은 일부에 불과하다(그림 7-3).

암의 크기가 커질수록 암세포는 기하급수적으로 늘어나는 데 반해, T세포는 그렇지 않다는 사실도 문제다. 암의 크기가 1cm라면 암세포는 약 10억 개, 10cm라면 암세포는 무려 1조 개나 된다! 더 큰 문제는 CT 등 영상검사에서 보이지 않는 암세포 또한 많다는 점이다. 따라서 암의 크기가 10cm, 20cm 정도가 되면 면역항암제로 T세포를 활성화해도 수십억 개 정도의 T세포가 1조 개 이상의 암세포와 전부 싸워서 이기기 쉽지 않다. 암을 죽이는 동안에도 새로운 암세포가 실시간으로 계속 늘어나고 있기 때문이다.

● 이런 상황을 '종양 부담(Tumor burden)이 크다'라고 표현하는데, 종양변이부담(Tumor mutational burden)과는 다른 개념이다.

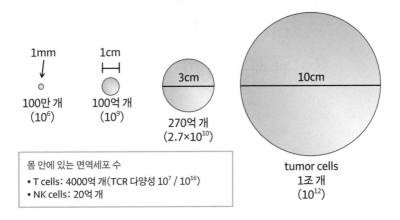

그림 7-3 암 크기에 따른 암세포 수. 암의 크기가 너무 크면 면역세포들이 암을 공격하기에 역부족일 수 있으므로 면역 환경이 중요하다. 면역항암치료는 전이된 부위에 따라 효과가 다를 수 있다.

1mm
100만 개
(10^6)

1cm
100억 개
(10^9)

3cm
270억 개
(2.7×10^{10})

10cm
tumor cells
1조 개
(10^{12})

몸 안에 있는 면역세포 수
• T cells: 4000억 개(TCR 다양성 $10^7 / 10^{16}$)
• NK cells: 20억 개

축구 시합을 하는데 2:0으로 지고 있는 상황에서 역전이 가능할까? 가능하다. 5:0은 어떨까? 여전히 희망이 있다. 하지만 100:0은? 이것이 면역항암제 단독요법의 한계이며, 이를 극복하기 위해서 다른 종류의 치료법을 첨가하는 병합치료가 필요하다. 이를테면 세포독성 항암제와 면역항암제를 같이 쓰면 더 효과적일 수 있고, 면역항암제와 또 다른 면역항암제를 함께 투여해서 얻은 좋은 결과가 보고되기도 했다.

면역 환경의 중요성:
전이된 부위에 따라 다른 효과

암은 혈액과 림프액을 타고 몸 안을 열심히 돌아다니며 우리 몸 어디라도 갈 수 있다. 암세포는 온몸 구석구석을 돌아다니며 살기 좋은 곳을 찾다가 정착하여 자라게 된다. 암이 가장 많이 전이되는 부분은 보통 폐와 간이지만, 전혀 예상하지 못한 곳에 정착하기도 한다. 뼈로 가서 뼈를 갉아먹으면서 자라기도 하고, 머릿속으로 들어가 뇌에 자리를 잡기도 한다. 면역항암제는 한 가지 종류의 암이더라도 같은 효과를 내는 것이 아니며, 한 환자에서 여러 군데의 장기에 전이되었을 때는 장기마다 치료 효과가 조금씩 다를 수 있다.

우리 연구팀은 2020년 미국임상암학회(American Society of Clinical Oncology, ASCO)에서 면역항암치료를 받은 간암 환자들의 치료 반

그림 7-4 | 장기 특이적 치료 반응률. 면역항암제의 치료 반응률은 전이 부위에 따라 다르다. [출처: Kim HS, et al. "Different organ-specific response to nivolumab to determine the survival outcome of patients with advanced hepatocellular carcinoma(aHCC)". *Journal of Clinical Oncology* 2020;4584-4584.]

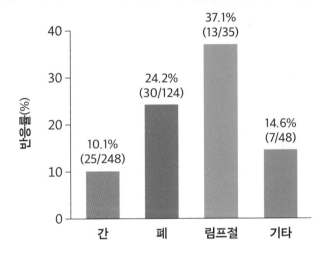

응률이 전이 부위별로 다르다는 사실을 처음으로 보고했다. 예를 들어 림프절 전이는 면역항암치료 반응률이 무려 37%였고 폐전이는 반응률이 24%를 상회하는 반면, 간에 있는 종양의 반응률은 절반도 안 되는 10%에 불과했다. 같은 암종이라고 하더라도 전이된 부위에 따라 면역항암제의 치료 효과가 다를 수 있다는 것이다. 이러한 결과는 간암뿐 아니라 폐암, 흑색종, 신장암 등 다른 암에서도 비슷하게 관찰되었다. 일반적으로 폐 전이에는 면역항암제가 효과적이지만, 간이나 뼈로 전이된 경우에는 치료 효과가 떨어지는 사례가 많다.

왜 이런 현상이 발생하는 것일까? 같은 종류의 암세포라도 암세포가 자라는 암 미세환경(Tumor microenvironment)에 따라 면역반응이 다르게 일어날 수 있기 때문이다. 면역항암제가 T세포라는 면역세포를 재활성화시켜 암세포와 싸우도록 전쟁터에 내보냈는데, 싸움하는 환경이 불리하다면 어떻게 될까? 열심히 준비하고 전쟁터로 나간 T세포는 훈련 때와는 다른 전쟁터의 상황에 당황하게 된다. 폐처럼 전쟁하기 유리한 환경에서는 승전보를 전할 수 있지만 뼈, 복막, 간과 같이 T세포를 방해하는 요소가 많은 환경이라면 같은 아군, 같은 적군이라도 승리를 보장할 수 없다.

면역항암치료의 반응률이 높은 편인 장기, 예를 들어 폐 전이만 있는 암 환자들만을 모아서 치료한다면, 면역항암치료의 반응률이 당연히 전체 암 환자를 대상으로 한 평균치를 상회할 수 있다. 면역항암치료를 진행하기 전 전문가와의 상담이 매우 중요한 이유다. 최근에는 면역항암제의 성공적인 치료 사례가 늘어나면서 항암치료의 패러다임이 바뀌고 있지만, 여전히 치료 반응률이 만족스럽지 않은 것도 사실이다. 그래서 6장에서 다루었던 것처럼 면역항암제의 효과를 미리 예측할 수 있는 다양한 예측인자(바이오마커)에 관한 연구가 활발히 진행 중이며, 치료 반응률을 더 높이기 위한 다양한 병합치료법에 관한 연구들 역시 많이 이뤄지고 있다.

암의 급성진행 현상과 오해

암의 급성진행 현상

　항암치료를 하면 암의 진행이 늦춰질 수 있다. 일반적인 세포독성 항암제의 장점은 암이 진행되더라도 암이 커지는 속도를 늦출 수 있다는 것이다. 하지만 면역항암제는 속된 말로 '대박 아니면 쪽박'일 수 있다. 즉, 면역항암제 단독치료를 할 때 효과가 있는 사람에게는 확실히 효과가 있고, 없는 사람에게는 효과가 아예 없다. 하지만 예상하기 어렵고 당황스러운 문제는, 소수의 환자에게서 면역항암제 치료 후에 암의 진행이 억제되는 것이 아니라, 오히려 가속화되는 암의 급성진행 현상 또한 보고된다는 점이다.

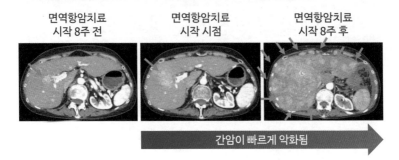

| 그림 7-5 | 면역항암치료를 받은 간암 환자의 CT. 밝게 보이는 간암 병변(화살표)이 치료 후 급속히 확장되는 것을 확인할 수 있다. [출처: Kim CG, et al. "Hyperprogressive disease during PD-1 blockade in patients with advanced hepatocellular carcinoma". *Journal of hepatology* 2021;74(2):350-359.] |

면역항암치료
시작 8주 전

면역항암치료
시작 시점

면역항암치료
시작 8주 후

간암이 빠르게 악화됨

급성진행(Hyper progressive disease, HPD)이란 면역항암치료를 시작한 후 종양 성장이 오히려 가속화되는 현상을 말한다. 이러한 현상은 2016년 PD-1 면역관문억제제 치료 후 처음 보고되었는데, 이후 흑색종, 두경부암, 폐암, 위암의 면역항암치료 후 적게는 8%, 많게는 43%까지 발생하는 것으로 보고되고 있다.

폐암에서는 면역항암제를 단독치료했을 때 사례에 따라 8~30% 정도에서 급성진행 현상을 보일 수 있다. 간암에서도 면역항암제를 단독치료했을 때 12%의 환자에게 급성진행이 나타남을 우리 팀이 세계 최초로 보고한 바 있다. 물론 이 환자들이 치료를 받지 않았을 때 그 종착역이 사망이라는 사실은 변하지 않는다. 하다못해 치료 반응이 없더라도 환자와 의사 모두에게 속상한 일일진대, 아예 이렇게 급성으로 진행해서 도리어 치료

| 표 7-1 | 암의 종류에 따른 급성진행 확률. 전체 간암 환자의 12.7% 정도에서 급성진행이 나타난다는 사실을 우리 연구팀이 세계 최초로 규명했다. [출처: Chan SL. "Hyperprogression in hepatocellular carcinoma: illusion or reality?". *Journal of Hepatology* 2021;74(2):269-271.] |

암종	급성진행 기준	급성진행 확률	참고문헌
비소세포폐암	TGR ratio>2 TGK ratio>2 TGK absolute change>50%	8~30%	Ferrara R, et al. 2018.[1] Lo Russo G, et al. 2019.[2] Tunali I, et al. 2019.[3] Kim CG, et al. 2019.[4]
흑색종	TGK ratio≥2 TGK absolute change>50%	12~43%	Forschner A, et al. 2020.[5] Nakamoto R, et al. 2020.[6]
위암	TGK ratio≥2 TGK absolute change>50%	21%	Sasaki A, et al. 2019.[7]
두경부암	TGK ratio≥2 TGK absolute change>50%	29%	Saada-Bouzid E, et al. 2017.[8]
간암	TGR ratio>4 TGK ratio>4 TGK absolute change≥40%	12.7%	Kim CG, et al. 2021.[9]
방광암	TTF<2 mo, TGR ratio>2, >50% increase in target lesions	11.9%	Hwang I, et al. 2020.[10]
신장암	TTF<2 mo, TGR ratio>2, >50% increase in target lesions	0.9%	Hwang I, et al. 2020.[11]

하지 않았을 때보다 상태가 나빠지게 될 가능성이 있으므로 면역항암치료의 시행은 고도의 전문성과 신중함을 요한다. 치료 반응평가 간격을 짧게 설정하고 CT, MRI 등 가용한 자원을 동원하여 면밀히 모니터링하다가, 필요하면 신속하게 약제를 중단하거나 변경해서 후속 조치를 할 필요가 있다.

하지만 여기서 기억해야 할 점은 이런 현상이 암의 종류마다 다르다는 사실이다. 두경부암은 급성진행 현상이 거의 30%에 가까운 수치를 보여준다. 하지만 신장암은 0.9~1% 정도에서 나타난다. 이러한 수치는 면역항암치료를 선택할 때 좀 더 긍정적으로 작용할 수 있다. 물론 이 통계는 변동이 있을 수 있는데, 연구마다 급성진행을 정의하는 방식이 다르고, 결과를 어떻게 평가할지에 대해서도 완전히 표준화된 기준이 없기 때문이다. 지금 이 순간에도 여러 연구가 진행 중이며 급성진행에 대한 데이터가 계속 취합되고 있다. 아직 면역항암치료 후 발생하는 급성진행의 정확한 이유와 기전에 대해서는 밝혀지지 않았지만, 치료 후 면역억제 사이토카인의 역설적 증가, 면역억제세포들의 증가 등이 급성진행 발생에 관여할 것으로 추정된다.

면역항암제에 대한 오해

면역항암제에 대한 또 다른 오해는 모든 암에 효과가 있다고 알려진 점이다. 국내 식약처가 효과를 인정하여 면역항암제 사용을 허가한 암의 종류는 비소세포폐암, 위암, 대장암, 신장암, 간암, 방광암, 두경부암, 호지킨 림프종, 흑색종이다. 그러나 암의 위치나 기원과 무관하게 효과를 보인다는 사실이 곧 '모든 암에 효과가 있다'는 뜻은 아니다. 면역항암제의 원리는 인체의 면역계 활성화를 기반으로 하므로 당연히 여러 종류의 암에 효과를

2부_면역항암치료 바로 알기

낼 수 있고, 실제로 거의 모든 암을 대상으로 연구가 진행 중이다. 바로 이 부분이 환자들의 오해를 살 수 있는데, 누구보다 환자에게 도움을 주고 싶은 마음이 크지만 지금 상황은 가능성에 중점을 두고 있을 뿐, 모든 암에서 명확한 효과가 증명된 것은 아니다.

그럼에도 언론에서 면역항암제에 대한 이야기를 듣고 전문적 지식 없이 허가 외 사용을 요청하는 환자가 있고, 심지어 1기나 2기여서 항암치료 자체가 필요하지 않은데도 처방을 부탁하는 환자도 있다. 정확한 적응증도 아니고, 혹여 적응증에 합당하더라도 여러 검사를 거쳐 적합성을 판단해야 하며, 아직 효과가 증명되지 않은 사례에 약을 투여하는 것은 윤리적 문제도 동반한다. 지푸라기라도 잡고 싶은 암 환자들의 마음을 깊이 이해하나, 아무쪼록 항암치료의 최전선에 서 있는 전문가들의 지식과 고견을 존중하는 마음으로 따르는 것이 최선임을 이해해주셨으면 한다.

8장

병합 면역항암치료의
시대가 열리고 있다

병합 면역항암치료의 등장

면역항암치료라는 생소한 개념이 소개되기 시작한 지 불과 수 년밖에 지나지 않았는데도, 벌써 그 방향이 단독치료에서 병합 치료 중심으로 변화하고 있다. 면역항암제는 부작용이 적고, 한 번 치료 효과를 보이면 그 효과가 지속해서 나타난다는 큰 장점 이 있다. 하지만 아쉽게도 20~30% 정도의 환자에게서만 효과를 보인다는 단점이 있는데, 이런 만족스럽지 못한 반응률을 향상 하기 위한 방법이 바로 여러 약제를 함께 투여하는 병합치료다. 최근 2년여 사이 면역항암 병합치료법들이 빠르게 개발되면서 다양한 암의 표준치료에도 광범위한 변화가 일어나기 시작했다.

면역항암 병합치료가 가장 활발하게 연구되고 있는 암종은 간 암과 신장암이다. 간암에서는 기존의 간암 치료법으로 이미 널리

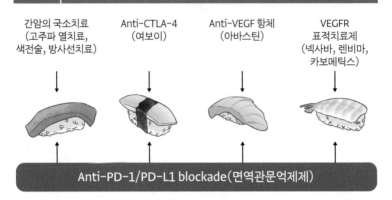

그림 8-1 | 간암의 병합 면역항암치료 전략

간암의 국소치료
(고주파 열치료,
색전술, 방사선치료)

Anti-CTLA-4
(여보이)

Anti-VEGF 항체
(아바스틴)

VEGFR
표적치료제
(넥사바, 렌비마,
카보메틱스)

Anti-PD-1/PD-L1 blockade(면역관문억제제)

사용되던 다양한 치료법에 면역항암치료를 첨가하는 병합치료 전략이 여러 임상연구를 통해 시도되고 있다. 그림 8-1은 현재 간암에서 주로 사용되는 면역항암제를 이용한 병합치료 전략들을 보여준다.

최근 간암에서 15년 만에 처음으로 넥사바의 효과를 뛰어넘는 1차 치료제가 등장했다. 바로 PD-L1 면역항암제인 티쎈트릭과 표적항암제인 아바스틴의 병합치료이다. 또한 2020년 3월 미국 FDA는 간암 환자의 후속 치료제로 PD-1 면역항암제인 옵디보와 CTLA-4 면역항암제인 여보이의 병합치료를 긍정적인 초기 임상시험 결과를 바탕으로 가속승인했다. 그 결과, 같은 해 12월 국내에서도 사전신청 요법을 통해 일부 병원에서 넥사바 이후 후속 치료로 처방과 투여가 가능해졌다. 우리가 실제 진료 현장의 환자들을 대상으로 시도한 면역항암제 병합치료의 좋은 결과들을 여러 논문을 통해 보고했듯이, 반응이 좋은 환자들에게서 지속적인 치료 효과를 보이는 면역항암제의 장점과 더불어, 면역항암제의 치료 효과를 상승시키면서도 그 자체로 항암 효과를 지닌 파트너 치료법의 장점이 시너지를 이룬다면 가장 이상적일 것이다.

간암의 병합 면역항암치료

티쎈트릭 + 아바스틴 사례

83세의 여성 Y씨는 처음 만났을 당시 간에서 발견된 암의 크기가 이미 15cm를 넘었다(그림 8-2). 뿐만 아니라 암 덩어리가 주변 장기를 누르고 있어 일상생활조차 힘들어하는 상황이었다. 체력도 매우 저하되어 있었는데, 검사나 육안적으로도 상황이 너무나 좋지 않아 고민을 많이 하다가 환자와 가족들에게 현 상태에 관해 솔직하게 설명했다. 당시 우리는 '티쎈트릭과 아바스틴 병합치료'를 3주 간격으로 권했고, 만약 이번 치료에 반응이 없다면 더는 기대를 하기 힘들다는 설명을 덧붙여야만 했다. 가족들도 Y씨의 상태를 어느 정도 인정하고 이해하며 마지막으로 희

그림 8-2 | Y씨의 치료 시기별 CT

최초   면역항암치료 후

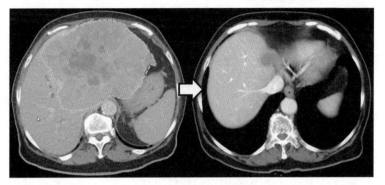

망을 가지고 병합치료에 도전해보기로 했다.

상당히 암울한 상황이었지만, 낮은 가능성이라도 붙잡고 싶은 것이 환자와 가족, 그리고 의사의 마음이다. 불량한 영양 상태와 체력을 감안하여 신중하게 치료를 진행했고, 다행히 Y씨는 크게 힘들어하지 않고 1차 투여를 잘 마쳤다. 이후 두 번째로 방문한 환자는 안색이 좋아지고 편안해 보였다. 본인도 한결 몸이 편안하고 가볍다고 했다. 검사에서도 1차 치료만에 100,000ng/mL 이상이었던 간암표지자 AFP 수치가 2,000ng/mL 정도로 떨어져 있었다. 정말 드라마틱한 변화였다. 6차 치료 후 시행한 검사에서는 AFP 수치가 정상 범위에 들어오고 간의 대부분을 차지하던 15cm 크기의 암 덩어리도 많이 줄어들었다.

4기 간암 환자였던 Y씨는 이제 일상생활을 마음껏 누림은 물

론, 여느 80대의 사람들보다 더 건강한 상태를 유지하고 있다. 경험상 이렇게 면역항암치료에 반응이 좋은 환자에게는 치료 효과가 오랫동안 지속될 가능성이 높아서 예후에 대해서도 매우 긍정적으로 기대하고 있다.

여보이 + 옵디보 사례

진행성 간암에서 우리가 기대해볼 수 있는 병합 면역항암치료의 옵션이 하나 더 있다. 바로 앞서 설명한 '여보이와 옵디보 병합치료법'이다. 기존의 옵디보 단독치료를 했을 때 여러 연구에서 보고한 치료 반응률은 15% 정도지만, 여보이와 옵디보의 병합치료를 통해 우리가 기대할 수 있는 치료 반응률은 30%였으며, 심지어 8%에서는 암이 영상검사에서 완전히 사라지는 완전관해 소견을 보였다. 단순히 숫자로만 비교하면 15% 정도의 차이지만, 치료 효과가 나타난다면 장기 생존이 가능하다는 면에서 매우 큰 수치임이 분명하다.

50대 중반의 K씨를 처음 외래에서 만났을 때 긍정적인 이야기를 꺼내기는 불가능에 가까웠다. 오른쪽 간은 모두 암으로 덮여 있었고 심장으로 들어가는 중요한 정맥인 하대정맥 또한 간암에 의한 혈전으로 가득 채워져 있었다(그림 8-3). 여러 곳의 폐 전이도 있었으며 암표지자인 AFP 수치 또한 62,409ng/mL로 매우 높게

그림 8-3 | K씨의 최초 CT

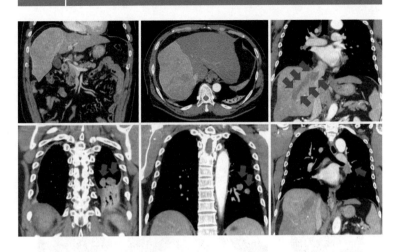

나타났다. 간암 환자들을 많이 진료해온 경험상, K씨는 치료가 늦어지면 기회 자체를 놓칠 수도 있고, 치료를 받더라도 효과가 없다면 결국 생의 마지막을 준비해야만 하는 상황이었다.

환자에게 상황을 설명하고 빠르게 여보이와 옵디보 병합치료를 시작했다. 처음 4회는 병합치료를, 이후 치료는 옵디보 단독 투여를 유지하는 일정으로 진행했는데, 4회 병합치료를 마치고 시행한 반응평가 결과는 기대 이상이었다(그림 8-4). 간의 오른쪽을 다 차지하던 암이 모두 사라지고, 여러 곳에 보이던 폐 전이들도 거의 사라진 것이다. 60,000ng/mL이 넘었던 AFP 또한 2.6ng/mL로 정상화되었다.

지금이야 많은 환자들에게 여보이와 옵디보 병합치료를 적용

그림 8-4 | K씨의 치료 전후 CT

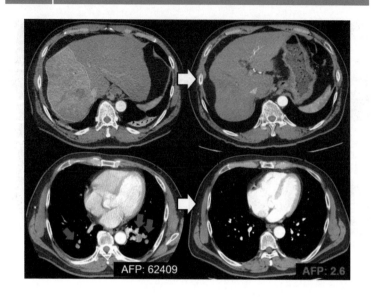

하면서 충분한 경험을 쌓은 터라 당연한 결과처럼 보일지 모르지만, 당시는 이 병합치료법을 시작한 지 오랜 시간이 지나지 않았으므로 우리 또한 여보이와 옵디보 병합치료의 강력한 치료효과를 신선한 충격으로 받아들였던 순간이었다. 환자는 영상검사상 간암이 모두 사라진 상태로 옵디보 단독치료를 유지하고 있으며, 1년이 지난 지금까지 재발은 보이지 않는다.

여보이와 옵디보의 병합치료가 초기 임상연구에서 긍정적인 결과를 보였지만, 표준치료로 자리매김하기에는 아직 해결해야 할 과제가 많다. 우선 초기 임상연구에서 보였던 좋은 결과를 3상 임상연구에서도 입증해야 한다. 또한 병합치료 시 발생할 수 있는 부작용도 극복해야 한다. 옵디보 단독치료는 타 약제에 비해 부작용이 크지 않지만, 여보이와 병합치료 시에는 면역 기능이 강하게 올라가면서 적지 않은 부작용이 있는 것으로 확인되었다. 무엇보다 간암 환자에게 간 기능이란 환자들의 예후와 직결되는 중요한 지표인데, 여보이 병합치료로 면역작용이 과하게 증가하면서 자칫 간수치 상승이나 호르몬 불균형, 폐의 염증 등이 발생할 수 있다. 따라서 반드시 경험 많은 면역항암치료 전문가에게 치료받아야 부작용 발생 시 적절하게 대응할 수 있을 것이다.

신장암의 병합 면역항암치료

우리 몸에는 노폐물을 걸러서 소변으로 배출시켜주는 콩팥(신장)이 두 개 있는데, 이곳에 생기는 암이 신장암이다. 신장은 복부의 가장 깊은 곳에 있다 보니 암이 생기더라도 아무런 증상 없이 지내다가 시간이 꽤 지나서야 발견될 때가 많다. 소변을 볼 때 피가 나오거나 옆구리가 결리고 배에서 덩어리가 만져지는 증상으로 병원을 찾았을 때는 이미 신장암이 어느 정도 진행된 경우가 대부분이다.

지난 10여 년간 신장암 환자의 치료 방법으로 표적항암제가 많이 사용되었고, 지금도 그런 편이다. 하지만 안타깝게도 모든 환자가 표적항암제에 좋은 반응을 보이지는 않는다. 신장암 환자를 위험인자에 따라 예후별로 고위험군, 중위험군, 저위험군으로 나누었을 때 저위험군에서는 표적항암제의 효과가 좋은 반면, 고위험군에서는 표적항암제의 효과가 제한적이다. 오랫동안 신장암에 1차 약물로 사용되어온 표적항암제 수텐의 반응률은 약 30%다.

표적항암제와 달리 면역항암제는 고위험군 신장암 환자에게서 더 좋은 치료 효과를 보인다. 특히 치료에 반응을 보이는 환자들 중 5~10% 정도에서는 장기간 치료 효과가 유지되다가 최종적으로 완치에 가까운 효과를 보이기도 했다. 또 표적항암제보다 부작용이 적어서 기저 질환이 많은 고령 환자에게도 투여가 가능하다. 표적항암제 사용 시 반응률은 20~25% 정도고 면역항암제 단독치료 시에는 25~30% 정도지만, 진행성 신장암에서 PD-1 면역항암제인 옵디보와 CTLA-4 면역항암제인 여보이를 동시에 투여했을 때는 반응률이 40% 이상으로 올라간다. 물론 좋은 약제가 많이 등장하고 있으며 병합치료가 주요 전략으로 떠올랐지만, 아직 어떤 환자에게 어떤 치료제가 효과적인지에 대해 충분한 임상 사례가 축적된 상황은 아니다. 따라서 상대적으로 젊고 치료에 적극적인 환자들에게 면역항암제 병합요법을 추천하는 편이다.

옵디보 + 여보이 사례

신장암은 보통 2~3년에 걸쳐 천천히 진행되지만, 두 아이의 엄마인 S씨는 불과 몇 달 사이에 빠르게 암이 진행되었다. 2019년 9월 처음 진단받을 때는 신장암 4기로 뼈, 폐, 간 등 백여 군데 이상 전이가 진행된 상태였다. 온몸이 천근만근 무거웠고 뼈마디마다 심한 통증이 있었으며, 수시로 열이 나서 일상생활을 영위하기 힘들었다. 만약 S씨가 저위험군에 해당했다면 표적항암제인 수텐으로도 2~3년의 생존 기간을 확보할 수 있었을 것이다. 애석하게도 여러 검사 결과, S씨는 공격적인 암을 가진 고위험군으로 분류되어 수텐을 투여해도 반응률이 낮을 가능성이 높았다. 그녀의 암은 일반적인 신장암보다 훨씬 더 공격적인 성향을 보이는 상태였다.

S씨는 추석 연휴 직전에 우리를 찾아왔는데, 한눈에 보기에도 많이 지치고 힘들어 보였다. 보통 의사들은 긴 명절이나 연휴를 앞두고 큰 수술이나 치료를 피하는 경향이 있다. 연휴 동안 입원 환자에게 무슨 일이 벌어졌을 때, 당직 체계 운영으로 최소한의 인력만 남아 있는 병원에서 신속하고 정확하게 대처하기가 어렵기 때문이다. 하지만 S씨의 상황은 주말이건 명절이건 간에 반드시 신속한 치료를 시작해야겠다는 생각이 들 정도로 심각했다. 암이 너무나도 공격적이었으므로 보통 이런 상황에서는 치료 목적을 완치가 아닌 증상 완화와 연명에 맞추기 마련이지만 완

2부_면역항암치료 바로 알기

치를 향한 환자의 의지가 매우 확고했다. 따라서 완치의 가능성이 조금이라도 더 높은 '옵디보와 여보이 병합요법'을 제안했다. 백 군데 이상 전이가 된 고위험군인 S씨는 도저히 일반적인 방법으로는 좋은 결과를 얻기 힘들 것이라 예상했기 때문이다. 이러한 고위험군 환자에게 표적치료제만을 썼을 때의 기대 여명은 8개월에 불과하지만, 옵디보와 여보이 병합치료는 효과가 좋다면 완치까지도 기대할 수 있었다.

환자와 자세히 상의한 후 추석 연휴를 이틀 앞둔 2019년 9월, 옵디보와 여보이 병합치료를 시작했고 다행히 환자는 잘 견더냈

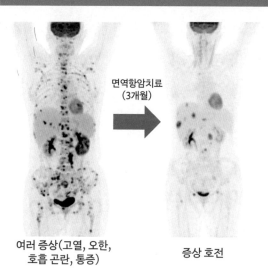

그림 8-5 S씨의 PET 스캔 검사 결과의 변화. 왼쪽은 진단 당시의 사진인데, 뇌와 심장을 제외하고 검게 보이는 점들이 모두 전이된 암 덩어리이다. 하지만 치료 3개월 후에 찍은 오른쪽 사진에서는 전신을 덮었던 암들이 현저히 감소한 것을 확인할 수 있다.

면역항암치료
(3개월)

여러 증상(고열, 오한,
호흡 곤란, 통증)

증상 호전

다. 오히려 첫 투약 후 환자가 몸이 나아지는 것을 바로 느낄 수 있을 정도였다. 처음 병원에 왔을 당시 심한 통증과 고열 증상으로 힘들어했던 S씨는 치료를 시작한 직후 몇 달 만에 처음으로 통증과 열 없이 편하게 잘 수 있게 되었다. 치료 6주 후 촬영한 CT에서 아주 빠르게 암이 줄어들고 있음을 확인했고, 3개월 후에 촬영한 PET 전신사진에서는 백여 군데에 달하던 폐 전이와 뼈 전이가 극적으로 줄어든 것을 확인할 수 있었다(그림 8-5).

이듬해 1월, S씨의 암들은 90%가량 줄어들었다. 놀랍고도 기쁜 순간이었다. S씨는 자신의 사례가 다른 환자들에게 희망이 될 수 있다면 좋겠다고, 늘 함께 병원을 찾는 그녀의 남편도 같은 마음이라고 했다. 부부는 완치 후 함께 여행도 가고 고등학생, 중학생인 두 아이가 자라나는 모습을 지켜보고 싶다고 했다. 나아가 아이들이 결혼하는 모습, 먼 훗날 태어날 손자 손녀들의 모습까지 모두 지켜보고 싶다고 말했다. 우리 역시 그 소원들이 모두 이루어지기를 기대한다.

위암의 병합 면역항암치료

위에 발생하는 모든 악성 종양을 위암이라고 하는데, 우리나라 암 발생 중 수년간 1위를 차지해왔을 정도로 발병률이 높은 암이다. 참고로 2021년 말에 발표된 국가암등록통계 자료에 따르면 위암이 3위로 내려왔지만 2위인 폐암과 0.2%밖에 차이 나지 않는다. 대부분이 위의 점막층 세포에서 발생하는 선암이므로 보통 위암이라고 하면 선암을 말한다. 위암의 발병 원인에 대해서는 여러 가지 이론과 가설이 있으나, 대다수는 수십 년간의 반복적인 위점막 손상 및 발암물질의 반복적인 자극 등이 그 원인으로 지목되고 있다.

현재 우리나라는 국가암검진 제도에 따라 위암의 조기 발견이 늘어나고 여러 치료 약제가 사용되면서 생존율과 완치율이 높아지고 있다. 하지만 진행성 및 전이성 위암의 5년 생존율은 6.4% 정도로 아직 매우 낮은 상황이므로 평균 생존 기간을 늘리는 것이 많은 의사의 큰 숙제였다. 그런데 최근 면역항암제를 이용한 병합치료로 이런 숙제의 무게를 덜 가능성이 엿보인다.

면역항암치료의 병합치료를 시행할 때, 면역항암제의 파트너는 여러 후보 중에서 선정할 수 있다. 세포독성 항암제, 표적치료제, 다른 기전을 목표로 하는 면역항암제, 심지어 방사선치료를 병합하기도 한다. 그중 최근까지 세포독성 항암제가 1차 항암치료의 표준이었던 위암에서 세포독성 항암제와 면역항암제를 병합한 치료의 우수한 결과가 발표되었다. 이를 바탕으로 2021년 4월 미국 FDA에서 지난 10여 년간 신규약제 허가가 없었던 진행성 및 전이성 위암 환자의 1차 치료에 면역항암제 병합치료법을 승인했다. 국내에서도 이에 발맞추어 2021년 6월부터 진행성 및 전이성 위암의 1차 치료법으로 허가된 세포독성 항암제와 면역항암제의 병합치료법이 새로운 표준치료로 자리 잡아 많은 환자에게 희망을 줄 것으로 기대한다.

세포독성 항암제 + 면역항암제 사례

우리가 만났던 위암 환자 60세 남성 A씨의 경과는 마치 한 편의 드라마와 같았다. 지금까지 치료했던 위암 환자 중에서 가장 효과가 빠르고 좋은 예후를 보여주었던 A씨는 회사 중역으로 열심히 일하던 어느 날 위암 4기를 진단받았다. 처음에 A씨는 자신이 위중한 암 환자라는 사실을 받아들이기가 어려워 한동안 주위에 발병 사실을 숨긴 채 더욱 일에 몰두했다고 한다.

A씨가 우리를 찾아왔을 때 위암은 이미 간의 여러 곳에 전이되어 있었고, 위암의 조직학적 아형도 항암치료에 잘 반응하지 않는 나쁜 타입이었다(그림 8-6). 게다가 환자는 일에 대한 열정이 가득해서인지 혹은 자신이 처한 현실을 인정하고 싶지 않았기 때문인지 치료에 적극적인 태도를 보이지 않았다. 하지만 의료진과 가족의 설득으로 '세포독성 항암제와 면역항암제 옵디보의 병

그림 8-6 | A씨의 최초 내시경과 CT. 간에 수많은 전이 병변이 보인다.

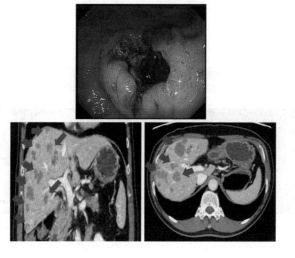

합치료'를 시작했다. 세포독성 항암치료를 받는 많은 환자가 힘들어하는 데 비해 A씨는 큰 불편함 없이 무난하게 항암치료를 잘 받았다. 그리고 치료 2개월 후 정말 놀라운 결과가 나타났다.

CT에서 간의 여러 곳에 보이던 암 덩어리가 거의 사라졌고 위에 있는 원발암의 상태를 확인하기 위해 시행한 위내시경에서도 원래 위암이 있던 자리에 작은 흔적만 남아 있었던 것이다(그림 8-7). 잔여암 여부를 확인하기 위해 위암이 있던 자리에서 시행한 조직검사에서도 암세포는 확인되지 않았다.

사전에 치료 효과를 예측하기란 매우 어렵고 A씨에게도 마찬가지였지만, 다행스럽게도 치료 반응이 좋았던 환자는 원하던 대로 자신의 일을 계속하면서 치료를 잘 받고 있다. 아직은 장기적인 치료 효과를 예단하기 이르지만 오랫동안 좋은 치료 반응이 지속하길 바라며, 항상 A씨를 응원해주며 우리에게도 감사를 전하는 딸과 함께 행복한 삶을 꾸려나가기를 기대해본다.

그림 8-7 | A씨의 치료 2달 후 내시경과 CT. 조직검사 결과 암세포가 나오지 않았다.

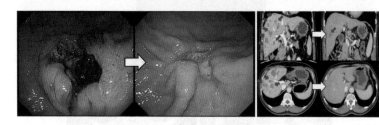

　　　　　　　　　2부_면역항암치료 바로 알기

9장

암 환자가 알아두면 좋은
국가 제도와 임상시험

꼭 알아야 할 급여와 비급여

암을 치료할 때 소요되는 비용은 여러 이유로 인해 크게 달라질 수 있다. 암의 종류와 진행 상황, 수술 방법과 범위, 건강보험 적용 여부, 환자의 상태, 치료 약제의 종류와 가격 등 수많은 요인이 복합적으로 작용하기 때문이다. 우리나라는 사회보장제도가 잘 구축된 편이고, 특히 의료와 관련된 제도는 가히 세계 최고 수준이다. 전 국민이 건강보험에 가입되어 있어, 국외 교포나 일부 특수한 경우를 제외하면 우리를 찾아오는 거의 모든 환자가 건강보험을 적용받는다. 건강보험은 질병이나 부상으로 인해 발생하는 국민의 비용 부담을 덜어주기 위한 목적으로 국가가 운영하는 제도로, 특히 암과 같이 고액의 치료비가 드는 위중한 병에 걸렸을 때 환자의 경제적인 부담을 덜어준다.

그림 9-1 진료비 영수증. 빨간색 표시가 급여, 파란색 표시가 비급여란이다.

■ 국민건강보험 요양급여의 기준에 관한 규칙 [별지 제6호서식] <개정 2018. 6. 29.>

[ ]외래 [ ]입원 ([ ]퇴원[ ]중간) **진료비 계산서·영수증**

환자등록번호		환자 성명			진료기간		야간(공휴일)진료	
					부터 …까지		[ ] 야간 [ ] 공휴일	
진료과목		질병군(DRG)번호		병실	환자구분		영수증번호(연월-일련번호)	

항목		급여			비급여		금액산정내용	
		일부 본인부담		전액 본인부담	선택 진료료	선택진료료 외	⑦ 진료비 총액 (①+②+③+④+⑤)	
		본인부담금	공단부담금					
기본항목	진찰료						⑧ 환자부담 총액 (①-⑥)+③+④+⑤	
	입원료 1인실							
	2·3인실						⑨ 이미 납부한 금액	
	4인실 이상							
	식대						⑩ 납부할 금액 (⑧-⑨)	
	투약 및 조제료 행위료							
	약품비						⑪ 납부 금액 카드	
	주사료 행위료						현금영수증	
	약품비						현금	
	마취료						합계	
	처치 및 수술료						납부하지 않은 금액 (⑩-⑪)	
	검사료						현금영수증( )	
	영상진단료						신분확인번호	
	방사선치료료						현금영수증 승인번호	
	치료재료대						* 요양기관 임의활용공간	
	재활 및 물리치료료							
	정신요법료							
	전혈 및 혈액성분제제료							
선택항목	CT 진단료							
	MRI 진단료							
	PET 진단료							
	초음파 진단료							
	보철·교정료							
「국민건강보험법」 제41조의4에 따른 요양급여								
65세 이상 등 정액								
정액수가(요양병원)								
정액수가(환화의료)								
질병군 포괄수가								
합계		①	②	③	④	⑤		
상한액 초과금		⑥		-			선택진료 신청 [ ] 유 [ ] 무	
요양기관 종류		[ ] 의원급·보건기관 [ ] 병원급 [ ] 종합병원 [ ] 상급종합병원						
사업자등록번호			상호				전화번호	
사업장 소재지					대표자		[인]	
		년	월	일				

모든 종류의 치료가 건강보험의 적용을 받으면 참 좋겠지만 운영 자금이 국민의 귀한 세금인 이상, 선심 쓰듯 퍼주는 것은 불가능하기에 건강보험이 적용되는 항목과 적용되지 않는 항목이 엄격히 구분되어 있다. 건강보험이 적용되어 환자가 혜택을 받을 수 있는 병원비를 '급여'라고 하며, 건강보험이 적용되지 않아 100% 환자가 부담해야 하는 병원비를 '비급여'라고 한다.

급여라고 해서 모든 진료비를 건강보험이 지불해주는 것은 아

표 9-1	(A)+(C)=환자의 실제 부담액. 공단부담금(B)이 많을수록 환자 부담이 적어진다.		
비급여	급여		
(A) 환자 전액 부담	(B) 공단부담금	(C) 환자부담금

니다. 급여는 일부 본인부담금과 전액 본인부담금으로 구성되어 있고, 다시 일부 본인부담금은 본인부담금과 공단부담금으로 나뉘는데, 바로 이 공단부담금이 건강보험 혜택이 적용되는 부분이다.

항암제를 사용하는 항암치료는 암 치료에서 가장 중요한 요소 중 하나다. 하지만 고가의 비용이 부담스러워 치료를 포기하는 환자가 생길 수 있으므로 국민건강보험공단에서는 암 환자를 위해서 공단부담금을 지원받을 수 있는 항암제를 지정하고 있는데, 이를 '급여 항암제'라고 한다. 효과와 비용 등 여러 측면을 바탕으로 심사한 후 건강보험심사평가원의 승인을 받으면 급여 항암제로 지정되어 건강보험 혜택을 받을 수 있다. 급여 항암제로 치료받게 되면 비급여일 때보다 환자의 경제적인 부담이 훨씬 줄어드는데, 우리나라의 제도하에서 필수적인 항암제 대부분이 급여 대상에 포함되고 무려 95%까지 국민건강보험에서 비용을 부담하므로 실제 환자의 부담금은 5% 정도다. 항암제의 급여 등재 여부는 건강보험심사평가원에서 정하는 급여 대상 항암제 목록에서 확인할 수 있다.

예시
- 급여 적용 A 항암제
  1회 약물 가격 500만 원 × 본인부담률 5% = 환자 부담 25만 원
- 비급여 적용 B 항암제
  1회 약물 가격 300만 원 × 본인부담률 100% = 환자 부담 300만 원
※ 고가의 약물이라도 급여로 처방할 때 환자 부담금이 대폭 줄어든다.

새로 나온 항암제가 급여 등재를 받기 위해서는 건강보험심사평가원의 심사를 통과해야 하는데, 평균 심사 기간이 약 20개월이므로 당장 일분일초가 아쉬운 말기암 환자에게는 무척 길고 힘든 시간이다. 게다가 급여 등재 심사를 통과하더라도 실제로 급여 적용을 받기 위해서는 까다로운 조건을 만족해야 한다. 급여 등재 항암제 중에서 '1군 항암제'는 비교적 오랫동안 다수의 환자를 통해 임상 결과가 증명된 약제로, 의료진 판단에 따라 용법과 용량을 재량껏 사용할 수 있는 여유가 있다. 다만 1군 항암제 대부분이 20~30년 전에 나온 오래된 약들이라서 1군 항암제만으로는 충분한 치료 효과를 보기 어려울 때도 있다.

'2군 항암제'는 대개 최근에 개발 또는 시판된 약물들로 대부분의 표적치료제나 면역항암제가 여기에 해당한다. 2군 항암제는 법률로 정해진 급여 적용 조건에 따라 항암치료를 시행했을 때만 급여 적용이 가능하다. 따라서 항암제 투여를 결정할 때는

건강보험심사평가원에서 공고한 〈암 환자에게 처방·투여하는 약제에 대한 요양급여의 적용 기준 및 방법에 관한 세부사항〉에 적시된 '2군 항암제의 급여 적용 조건'에 부합하기 위해서 다양한 조건을 염두에 두고 처방한다. 이러한 엄격한 처방 조건 때문에 미국이나 유럽에서 표준치료로 인정된 새로운 요법들을 한국에서는 바로 사용할 수 없어서 환자와 의료진 모두 아쉽고 안타까운 상황이 종종 발생한다.

2군 항암제의 급여 적용 조건
- 환자의 나이, 전신 상태, 유전자 상태, 약물 알레르기
- 암세포 전이 속도 및 전이 상태(1기, 2기, 3기, 4기 등)
- 직전 항암치료 경과 및 항암치료 실패 이력
- 투여 단계(수술 전·직후 및 회복 후 등)
- 최초 투여로부터 경과한 시간
- 재발 암의 경우 전이 상태, 암세포의 크기 등

2군 항암제의 급여 적용 조건을 통해 알 수 있듯이 항암제의 투여 방법과 용량은 환자의 상태나 의학적 필요성 등에 의해 결정되며, 이에 따라 항암제의 종류와 가격도 천차만별이 될 수 있다. 따라서 항암치료 실시 전 해당 약제의 효과와 비용, 필요성 등에 대해 의료진과 충분히 상담하는 것이 좋다. 다행히 2019년을 기준으로 매년 5개 내외의 항암 신약이 급여 항암제로 등재되고 있으며 환자의 비용 부담은 줄어드는 추세다. 특히 최근 20년 사이 국민

건강보험의 급여 항목이 점차 확대 적용되고 있어 효과가 확실한 항암제에 대해서는 국가에서 상당한 금액을 지원해주고 있다.

하지만 비교적 최근에 개발된 고가의 항암제라면 급여 적용이 어려울 수 있다. 이럴 때는 아직 급여 적용이 되지 않았더라도 정부의 승인을 받는다면 법정 비급여 약제로 사용할 수도 있다. 이렇게 건강보험 혜택에서 제외되는 비용을 보전할 방법이 민간 보험회사들의 실손의료보험이다. 실손의료보험에 가입한 환자는 병원에 내야 하는 총진료비 중 일정 부분을 환급받을 수 있는데, 가입한 시점과 약관에 따라서 80%, 100% 등으로 구분하고 있다.

만약 외국의 연구에서 효과가 입증된 고가 신약을 정부가 아직 승인하지 않은 상황인데, 한시가 급한 암 환자가 자신이 직접 모든 비용을 지불해서라도 항암치료를 받는 것이 가능할까? 안타깝게도 비급여 비용을 환자가 지불하더라도 모든 진료를 비급여로 치료할 수는 없다. 비급여는 정부로부터 효능과 안전성을 인정받은 '법정 비급여'와 아직 인정받지 못한 '임의 비급여'로 나뉜다. 비급여 치료가 가능한 것은 법정 비급여 부분이며 민간 실손의료보험 역시 이에 대해서만 보장해준다. 임의 비급여는 법적·비용적으로 모두 보장받기가 어렵다. 내게 꼭 필요한 진료라고 여겨진다면 건강보험심사평가원을 통해 미리 비급여 진료 항목의 금액과 병원 등을 확인해보는 것도 좋다.

신약을 사용할 수 있는
3가지 방법

"좋은 신약이 나왔다는데, 왜 저는 사용할 수 없나요?"

"면역항암제 ○○○라는 약이 좋다고 들었는데, 저도 그 약으로 치료받으면 안 될까요?"

"보험이 되지 않으면 그냥 자비로라도 맞을 수 없을까요?"

"미국에서 개발한 ○○○라는 약이 효과가 좋다는데, 제가 개인적으로 구해서 맞을 수 없을까요?"

최근 들어 환자와 보호자들이 많이 하는 질문들이다. 새로운 항암제가 나왔을 때 그 약을 암의 종류와 관계없이 사용할 수 있다고 오해하는 이들도 있고, 겨우 동물실험 단계인데도 마치 완치가 성큼 다가온 양 언론의 호들갑을 접하고 묻는 이들도 많다.

외국에서 승인받은 신약 항암제가 나왔다고 해서 바로 사용할 수 있는 것은 아니고, 국내에 도입되어 식약처의 승인받은 경우에만 쓸 수 있다. 또한 식약처에서 그 약을 사용할 수 있는 암의 종류를 결정하는데 이에 맞는 암일 때만 사용할 수 있다. 식약처에서 정해준 특정한 약이 사용될 수 있는 질환의 종류를 '적응증'이라 한다. 대학병원에서 처방 중인 모든 항암제는 이러한 적응증에 부합할 때만 처방이 가능하다. 간혹 고가의 약이라도 상관없이 모든 비용을 지불하겠다며 특정한 약에 대한 처방을 원하는 환자들이 있다는데, 이는 단순히 비용 문제가 아닌 법적 문제다. 환자가 특정한 약의 투여를 요구해도 의사가 임의로 처방하는 것 자체가 불가능하다.

PD-1 면역관문억제제인 키트루다를 예로 들어보자. 키트루다 설명서에는 적응증 항목이 흑색종, 비소세포폐암, 두경부암, 전형적 호지킨 림프종, 요로상피암, 신세포암, 자궁내막암, 고빈도-현미부수체 불안정성 MSI-H 암이라고 기재되어 있다. 또한 진단명만 옳다고 처방이 가능한 것이 아니라, 환자의 병기와 치료 상태가 설명서의 내용과 일치해야 한다. 예를 들어 신세포암에서 키트루다를 투여하려면 '1차 치료제로 엑시티닙과 같이 사용할 때'만 가능하다. 이 때문에 키트루다를 수텐과 같이 사용하고 싶거나 이전에 여러 가지 다른 약들을 썼다면 키트루다 투여는 불가능하다.

또한 미국 FDA에서는 정식 승인이 되었지만, 한국에서는 심사가 끝나지 않아 승인되지 않아서 쓸 수 없을 수도 있다. 예를 들어 방광암에 사용하는 표적치료제인 패드세브(Padcev, Enfortumab vedotin)는 3상 임상시험이 성공하여 2021년 7월 9일 미국 FDA의 정식 승인을 받아 미국에서는 공식적으로 사용되고 있다. 하지만 한국에서는 아직 사용 승인이 되지 않았고 약도 수입이 되어 있지 않아 처방이 불가능하다. 이렇듯 식약처의 승인을 받은 적응증에 해당하지 않는다면 해당 약제의 공식적인 처방은 불가능하다.

그렇다면 식약처에서 인정한 공식 적응증에 해당하지 않을 때는 약물 사용이 정말 불가능한 것일까? 좋은 효과를 낼 수 있을 것 같은 신약을 써보지도 못하고 발만 동동 구르면서 하염없이 기다려야 할까? 다행히도 예외적으로 신약을 사용할 수 있는 3가지 방법이 있다.

첫째, 암 환자처럼 병이 위중하고 긴박한 경우가 많은 점을 고려해 임시로 사용할 수 있게 해주는 〈허가초과 항암요법 사전신청〉 제도를 이용하는 것이다(그림 9-2). 특정한 절차를 거쳐 허락받은 때에만 적응증 허가 범위 밖의 일부 치료법을 비급여로 사용할 수 있다. 예를 들어 적응증 목록에 없는 담도암이나 미분화육종암에서 키트루다를 사용할 수 있는 것은 사전신청 요법을 거쳤기 때문이다. 허가초과 요법의 항암제 사전신청은 주로 다학제 위원회를 갖춘 병원의 의료진들이 하게 된다. 신청하는 대로 전부 통과되면 좋겠지만 아쉽게도 모두 통과되는 것은 아니다. 50여 가지 이상의 세부 유형을 가진 희귀한 육종 치료를 위해 면역

2부_면역항암치료 바로 알기

그림 9-2 | 허가초과 항암요법 사전신청 통보서

"건강하고 안전한 의료문화를 열어가는 국민의료평가기관"

건강보험심사평가원
HIRA

수신자 : ○○○○ 병원장
(경유)
제   목 : 사전신청 항암요법에 대한 결정사항 통보

1. 귀 원의 무궁한 발전을 기원하며, 심사관리팀 제2018-055호(2018.2.1) 관련입니다.

2. 상기와 관련 사전신청한 <sorafenib에 실패한 진행성 간세포성암에 "nivolumab" 단독요법> 등 2개요법에 대하여 <u>귀 원에 국한하여 2018.2.15일 진료분부터 인정됨</u>을 알려드립니다.

3. 또한, 사전신청 요법을 인정 범위 내에서 시행하였는지에 대하여 1년 단위로 사후평가를 실시하여 급여지속여부를 결정하므로 (붙임)의 관련내용을 참고하여 자료 제출에 협조하여 주시기 바랍니다.

붙임   1. 사전신청 항암요법에 대한 결정사항
     2. 첨부) 사전신청 항암요법 인정 목록   끝.

항암요법 사용 신청을 했지만, 최종적으로는 3~4가지 유형에 한해 키트루다 단독치료 또는 옵디보와 여보이 병용치료 사전요법이 통과된 적 있다.

둘째, 임상시험에 참여하는 방법이다. 임상시험에 적극적으로 참여하면 신약을 공급 및 투여받을 수 있다. 예를 들어 면역항암제 티쎈트릭을 국내에서는 신장암 환자들에게 투여할 수 없지만, 임상시험을 통해 티쎈트릭을 무상으로 치료 중인 신장암 환자들이 있다. 현재 국내 신장암 환자들이 사용할 수 있는 면역항암제로 옵디보, 여보이, 키트루다 이렇게 3가지가 승인받은 상황에서 임상시험에 참여함으로써 암과 싸울 무기를 남들보다 한

가지 더 얻게 되는 것이니 유리할 수밖에 없다. 임상시험이라는 말을 들으면 손사래를 치면서 마루타가 되기 싫다는 이들이 있는데, 자신의 주치의가 임상시험을 소개하고 제안한다면 그는 그 분야의 탁월한 전문가이자 당신의 치료를 진심으로 고민하는 진정한 의사임이 틀림없다. 임상연구는 보다 나은 치료법을 만들기 위한 노력이다. 참여자의 권리 보호, 안전성 보장, 적절한 보상, 개인 정보 관리 등은 계속해서 강화되고 있으며, 오히려 참여하지 않는 환자들에 비해 더욱더 철저하게 지켜지게 된다. 전 세계적으로 암 환자 치료에서 가장 권위 있는 가이드라인을 제작 및 배포하는 미국 종합 암 네트워크(National Comprehensive Cancer Network, NCCN) 역시 다음과 같이 선포한 바 있다. "우리는 암 환

| 그림 9-3 | NCCN 가이드라인. "임상시험이 최상의 치료다!" [출처: https://www.nccn.org/guidelines.] |

National Comprehensive Cancer Network®

NCCN Guidelines Version 1.2021
Kidney Cancer

NCCN Guidelines Index
Table of Contents
Discussion

NCCN Kidney Cancer Panel Members
Summary of the Guidelines Updates

Kidney Cancer
Initial Workup (KID-1)
Primary Treatment and Follow-Up for Stage I–III (KID-2)
Primary Treatment for Stage IV (KID-2)
Relapse or Stage IV Disease Treatment (KID-3)

Principles of Surgery (KID-A)
Follow-up (KID-B)
Principles of Systemic Therapy for Relapse or Stage IV Disease (KID-C)
Risk Models to Direct Treatment (KID-D)

Hereditary Renal Cell Carcinomas
Criteria for Further Genetic Risk Evaluation for Hereditary RCC Syndromes (HRCC-1)
Hereditary RCC Syndromes Overview (HRCC-2)
Genetic Testing (GENE-1)
Kidney-Specific Screening Recommendations for Patients with Confirmed Hereditary RCC (HRCC-B)
Kidney-Specific Surgical Recommendations for Patients with Confirmed Hereditary RCC (HRCC-C)
Kidney-Specific Systemic Therapy for Patients with Confirmed Hereditary RCC (HRCC-D)

Staging (ST-1)

"NCCN은 암 환자의 최고의 치료는 임상시험이라고 믿습니다. 임상시험에 참여하는 것을 적극 권장합니다."

Clinical Trials: NCCN believes that the best management for any patient with cancer is in a clinical trial. Participation in clinical trials is especially encouraged.
To find clinical trials online at NCCN Member Institutions, click here: nccn.org/clinical_trials/member_institutions.html.

NCCN Categories of Evidence and Consensus: All recommendations are category 2A unless otherwise indicated.

See NCCN Categories of Evidence and Consensus.

NCCN Categories of Preference: All recommendations are considered appropriate.

See NCCN Categories of Preference.

자에게 최상의 치료는 바로 임상시험이라고 믿는다."

마지막 세 번째 방법은 동정적 사용 프로그램에 참여하는 것이다. 특정 약물이 미국에서는 공식 허가를 받았으나 국내에서는 아직 심사 중인 상태에서 일부 환자에게 무상으로 약물을 제공하는 프로그램이 가끔 운영되는데, 이런 프로그램을 일컫는다. 2020년에 시행되었던 간암 환자에서의 아바스틴과 티쎈트릭 병합치료가 대표적인 예다. 이 방법을 통해 국내에 정식으로 시판되기 전, 무상으로 최신 요법으로 치료받은 간암 환자들이 적지 않다.

현재는 신약을 사용할 수 있는 방법이 다소 한정적이지만 의학은 계속 발전하고 있다. 지금 이 순간에도 암 환자를 위한 새로운 신약들이 계속해서 개발되고 있으며 신약에 접근할 방법도 늘어나고 있으므로 앞으로의 치료 환경은 더욱 개선될 것이다.

알아두면 좋은 국가지원제도

비용에 상관없이 원하는 항암치료를 다 받을 수 있으면 좋겠지만 각종 치료비와 병원비 때문에 경제적인 어려움을 겪는 환자들이 많다. 때로는 경제적인 부담을 짊어지고 있는 가족을 위해 치료를 포기하는 사례도 있다. 이럴 때 지원받을 수 있는 다양한 정부 프로그램과 제도를 알아두면 도움이 된다. 나에게 해당되는 지원 프로그램이 있다면 적극적으로 활용해보자.

암 환자 본인일부부담금 산정특례제도

정부에서는 암 진단(등록)일로부터 5년간 해당 질환의 진료비 중 건강보험이 적용되는 부분의 5%만 본인이 부담하도록 하는 〈암 환자 본인일부부담금 산정특례제도〉를 운영 중이다. 산정특례제도는 진료비의 본인부담률이 높은 암 등 중증질환자, 희귀질환자, 중증난치질환자들의 본인부담률을 낮춰주는 제도이다. 건강보험에 가입한 암 환자라면 누구나 진료비 중 본인부담금의 일부를 지원받을 수 있다.

건강보험가입자가 암으로 진단받으면 중증환자로 등록할 수 있는데, 중증환자로 등록하면 등록 개시일로부터 5년 동안 암 치료에 따른 본인부담 의료비를 경감받을 수 있다. 암의 경우 외래 또는 입원 진료, 진단(CT, MRI, PET) 비용 및 약치료 비용 등 요양급여비용의 5%만 부담하면 된다. 확진을 받은 후 30일 이내에 신청하면 진단 후 병원비부터 지원을 받을 수 있다. 확진 후 30일 후에 신청하면 공단에 신청한 날부터 적용되므로 반드시 30일 이내에 신청하는 것이 좋다. 다만 전액 본인이 부담하는 비용과 선별급여 및 비급여 항목은 제외되며, 식대는 본인이 50%를 부담해야 한다.

흔히 진단 후 5년까지 재발이 없으면 완치 판정이라는 말은 의학적으로는 상이하지만 산정특례 혜택을 받을 수 있는 기간과 일치하기 때문인지 세간의 상식으로 통한다. 특례 기간 5년 종료 시점에 잔존암 또는 전이암이 있거나, 추가로 재발이 확인되면 종료 예정일 1개월 전부터 최초 신청과 동일한 방법으로 재등록 신청을 할 수 있다. 산정특례 기간 중 다른 암종이 추가로 발생한 경우(전이암 제외)에는 중복암 산정특례 등록을 해야 한다. 정확한 내용은 진료받는 병원 원무팀이나 국민건강보험공단으로 문의하면 된다.

> **신청 방법**
> ① 담당의사가 건강보험 산정특례 등록 신청서 작성(환자 또는 보호자가 신청서 동의 서명)
> ② 병원에서 국민건강보험공단에 신청서 접수
> ③ 접수 후 공단에서 승인 문자나 메일로 통보

재난적 의료비 지원

암 진단 후 과도한 의료비 지출로 인해 경제적 어려움을 겪는 이들에게 연간 2천만 원 범위에서 비급여를 포함하여 본인부담 의료비의 50%를 지원해주는 제도이다. 의료기관 등에서 입원 진료를 받는 경우(모든 질환 적용)와 중증질환(암, 뇌혈관질환, 심장질환, 희귀질환, 중증난치질환, 중증화상질환)으로 의료기관 등에서 외래 진료를 받는 경우 지원 대상이 될 수 있다. 기초생활 수급자, 차상위 계층, 기준중위소득 100% 이하인 경우에 지원하며, 지원 요건이 충족되지 않지만 지원이 필요할 때는 개별심사를 진행할 수 있다. 자세한 사항은 국민건강보험공단으로 문의하면 된다.

2부_면역항암치료 바로 알기

가정방문제도(재가암 환자관리사업)

집에서 투병 혹은 요양 중인 암 환자 중 저소득층을 대상으로 지역사회에서 제공하는 보건의료서비스를 통합적·지속적으로 제공하는 프로그램이다. 보건소에서 가정에 직접 방문해 통증 관리와 투약지도, 간호서비스를 제공한다. 치료 중인 암 환자, 말기 암 환자, 암 생존자 등 서비스를 원하는 모든 암 환자 혹은 지역 사회기관으로부터 의뢰받은 암 환자를 지원해준다. 각 지역 보건소에서 신청하면 된다.

본인부담상한제

병·의원의 진료비가 건강보험 가입자의 본인부담상한액을 초과하는 경우, 그 초과금을 건강보험공단에서 지원해주는 제도이다. 암과 같이 고액의 치료비가 들어가는 중증질환이 생겼을 때 과도한 의료비 부담을 덜어주고, 의료비 때문에 파산하는 일을 줄이기 위해 만들어졌다. 병원에서 공단에 청구한 내역을 바탕으로 연간 병원비의 본인부담금 총액이 환자(또는 보호자)의 소득 수준을 초과하게 되면 환자가 부담한 초과금액 전액을 돌려준다.

대상자로 선정되면 건강보험공단에 병원 진료비 관련 서류를 직접 가져가지 않아도 환자의 주민등록상 주소지로 안내문이 나간다. 지급안내문을 받은 대상자는 본인의 계좌 또는 지급받을 계좌를 기재하여 공단으로 신청하면 된다. 가족이나 제3자가 신청하면 지급신청서 외에도 위임장과 신분증 사본, 가족관계증명서 등이 필요하니 필요한 서류를 꼼꼼히 체크해야 한다.

단, 비급여, 전액 본인부담, 선별급여, 임플란트, 2~3인실 입원료, 추나요법 등은 제외된다. 또한 국가 또는 지방자치단체로부터 의료비 지원을 받는 경우에는 누적액에서 제외된다. 퇴원할 때나 병원비를 중간 정산할 때 병원비 계산서에서 어떤 부분이 건강보험으로 적용되었는지 확인하면 지원받을 수 있는 금액을 가늠할 수 있다. 의료비 기준에 다소 못 미치거나 소득 기준을 초과하더라도 반드시 지원이 필요하다면 개별심사제도를 통해 선별하여 추가 지원이 가능하다. 자세한 사항은 국민건강보험공단으로 문의하면 된다.

긴급복지지원제도

갑작스럽게 암을 앓게 돼 직장 생활 등을 못 하는 등 경제적인 어려움이 생겼을 때 의료비 일부를 지원해주는 제도다. 이 제도의 일부로 생계비·주거비 등에 대한 지원은 따로 있으며, 의료비 항목으로 300만 원까지 지원이 가능하다. 또한 비급여 병실이나 비급여 식대를 제외한 비급여 항목도 지원해준다. 입원 중에

해당 지자체 행정복지센터나 보건복지상담센터 등에 문의하면
된다.

가사·간병서비스

암 환자 중 일상생활과 사회활동이 어려운 저소득층(차상위계층
이하)에게 가사·간병서비스를 지원하고 있다. 신체수발 지원과 일
상생활 지원 등을 받을 수 있다. 지원 대상으로는 만 65세 미만의
생계·의료·주거·교육급여 수급자, 차상위계층 중에서 장애 정도
가 심한 장애인, 6개월 이상 치료를 요하는 중증질환자 등 가사·
간병서비스가 필요한 자이다. 해당이 된다면 주민센터에 방문하
여 신청할 수 있다.

암생존자통합지지사업

암 환자를 위한 국가 지원 프로그램으로, 암 치료 후 생길 수
있는 다양한 신체·심리 문제를 해결하고 사회 복귀를 도와준다.
대상자는 암 진단 후 완치 목적의 수술이나 항암요법, 방사선치
료를 다 마친 환자이다. 수술이나 방사선치료를 받는 중이거나
호스피스 완화의료를 받는 암 환자는 제외된다. 신청은 거주 지

역 내 암생존자통합지지센터에 방문하거나 전화하면 된다. 2차
암에 노출되지 않도록 관리해주는 것부터 직업이나 학업 등 일
상생활 복귀까지 전반적인 부분을 돕는다. 각 지역의 암생존자통
합지지센터로 방문하면 참여 절차와 서비스에 대한 안내를 받을
수 있다.

10장

암 치료 중에 알아두면
좋은 상식들

암 진단을 받았을 때
꼭 해야 할 7가지

암을 진단받는 것은 누구에게나 두렵고 당황스러운 일이나. 암 진단 자체를 부정하려고도 하고, 왜 하필이면 나에게 이런 일이 생겼나 분노하기도 한다. 또 내가 무언가 잘못한 것이 있지 않나 자책하는 경우도 있다. 하지만 이런 때일수록 마음을 다잡고 지금 시점에서 할 수 있는 최선의 선택이 무엇인지를 제대로 알고 실행에 옮겨야 한다. 암을 처음 진단받은 환자들이 꼭 해야만 하는 7가지 일은 다음과 같다.

첫째, 신뢰할 수 있는 '암 전문의'를 찾는다. 암 치료는 크게 수술, 방사선치료, 항암치료의 3가지 방법이 있으며, 과거에는 대개 그중 한 가지를 선택하여 환자를 치료했다. 그러나 최근에는 각 치료법이 발달하면서 환자 상태 및 암의 진행 정도에 따라 이러한 치료법들을 함께 사용함으로써 최대한의 효과를 얻는 것이 추천된다. 이 치료법들을 효과적으로 함께 사용하기 위해서는 한 가지 치료법과 한 분야 전문가의 노력만으로는 바라는 결과를 얻기 힘들다. 따라서 수술, 방사선, 항암치료를 전문으로 하는 암 전문의들의 협력과 조율이 중요하며, 각 분야의 전문가들로부터 의견을 구하는 것이 좋다.

둘째, 암 치료에는 여러 과가 같이 참여하는 다학제 진료가 중요하다. 여러 분야의 암 치료 전문가로 구성된 다학제 진료팀은 기본적으로 혈액종양내과 전문의, 외과 전문의, 방사선종양학과 전문의, 영상의학과 전문의, 핵의학과 전문의 등으로 구성된다. 이러한 여러 전문 분야 통합치료시스템은 환자의 신체적·정신적 문제 등을 포함하여 치료에 영향을 줄 수 있는 모든 것들에 대해 각 분야의 의료진이 함께 긴밀히 상의하고 협력함으로써 이루어진다. 따라서 다학제 진료를 통해 치료 결정까지의 시간을 단축하고, 한 의사의 독단적 결정이 아닌 여러 의사가 같이 고민하여 최적의 치료법을 결정할 수 있게 된다.

셋째, 본격적인 암 치료 시작 전, 두 명 이상의 암 전문의와 충분히 상의한다. 최근 암 진단과 치료 방법은 하루가 다르게 급격히 변화하고 있다. 정확한 진단과 치료 방법을 정하기 위해서는 최소한 두 명 이상의 신뢰할 수 있는 암 전문의의 의견을 구하면 좋다. 가능하면 서로 연관이 없는 병원의 암 전문의가 좋은데, 이러한 과정을 가능하면 본격적인 치료를 시작하기 전에 경험하는 것이 좋다. 치료 방침이 한번 결정되면 치료 방법을 도중에 바꿀 수 없는 것이 한국 보험제도의 한계이기 때문이다. 이 과정에서 다른 의사의 의견을 들어보는 것은 환자의 마땅한 권리이자 생명이 걸린 문제이므로 자신의 담당 의사에게 실례가 될까 걱정하지 않아도 된다. 최근에는 엑스레이(X-ray) 및 컴퓨터단층촬영(CT)을 포함하여 검사 결과나 의무기록을 쉽게 복사할 수 있으므로, 다른 암 전문의의 의견을 구하는 과정에서 따로 반복적인 검사를 할 필요가 없는 경우도 많다. 다만 이런 과정을 통해 치료법이 결정되고 난 이후에는 해당 치료에 집중해야 한다.

넷째, 자신의 질병에 관해 충분히 이해할 수 있도록 노력한다. 신뢰할 수 있는 암 전문의에게 자세한 설명을 듣고 의문이 있으면 질문해서 자신의 질병에 관하여 충분히 이해해야 한다. 병리적 진단명, 병기, 치료법 등에 대하여 정확한 지식을 갖도록 노력해야 하며 인터넷과 책을 이용하여 충분히 공부하는 과정도 필요하다. 자신의 질병에 관한 이해가 깊어지면 암 치료에 대한 신뢰가 커지고, 힘든 치료 과정을 이겨낼 수 있는 정신적인 힘이 길러진다. 다만 이 과정에서 인터넷에 떠도는 광고성 사이트에 현혹되지 않도록 주의해야 한다. 인터넷 등에서 얻은 지식 중에는 잘못된 정보가 정말 많기 때문에 담당 암 전문의와 상담하여 확인하는 절차가 필요하다.

다섯째, 종양내과 전문의와 암 이외의 질병들에 관해서도 상의한다. 종양내과 전문의는 내과과정 수료 후 전문적인 교육을 받고 내과학회에서 시행하는 자격시험을 통과한 종양내과 분과 전문의로서, 각종 암(위암, 대장암, 폐암, 간암, 유방암, 두경부암, 췌담도암, 비뇨기암, 뇌종양 및 부인암)의 발생 원인과 치료 및 예방에 관해 집중적으로 연구하는 의사이다. 전문적인 암 치료를 받는 동안 암으로 인해 가지고 있는 기저 질환이 악화한다든지 새로운 질환들이 생길 수 있다. 그러므로 암 치료 중 일어나는 몸의 상태 변화나 불편한 것들에 관해서 종양내과 전문의와 충분히 상의하고 대처해야 한다.

여섯째, 검증되지 않은 암 치료에 현혹되지 않는다. 쉽고 편하게 암을 치료할 수 있다고 현혹하는 검증되지 않은 암 치료에 속지 말아야 한다. 암은 우리나라뿐 아니라 대부분의 선진국에서 가장 중요시되는 질병이다. 암을 치료하기 위해 최첨단 과학 기술이 사용되고, 수많은 전문가가 매일 만나서 의견을 교환하고 있으며, 새로운 치료법 개발을 위해 끊임없이 노력하고 있다. 달리 말하면, 간단하고 쉽게 모든 암을 치료하는 방법은 아직 없다는 뜻이기도 하다. 그러나 수술, 방사선치료, 세포독성 항암제, 표적치료제, 면역항암제 등 최첨단의 암 치료법을 적절하게 이용하여 이미 전체 암 환자의 50% 이상이 5년 이상 장기 생존하면서 건강한 삶을 누리고 있다. 또한 매년 새로운 최첨단의 암 치료 기술이 개발되고 있어서 암 완치율은 더욱 높아지고 있다. 검증되지 않은 암 치료는 과학적인 암 치료에 방해가 될 뿐 아니라 개인적·사회적으로 막대한 경제적 손실을 초래한다. 또한 많은 암 환자가 검증되지 않은 암 치료를 받은 후 오히려 건강을 크게 해쳐 고통이 더해지기도 한다. 따라서 새로운 암 치료법 이야기를 듣게 된다면 먼저 암 전문의와 효과 및 부작용에 대해 상의해 보아야 한다.

마지막으로 몸 전체의 건강을 유지할 수 있도록 충분히 노력한다. 충분한 암 치료를 받기 위해서는 적절한 건강을 유지하는 것이 중요하다. 술과 담배는 즉시 끊어야 한다. 또한 적절한 영양을 섭취하기 위하여 매일 균형 잡힌 식사를 할 수 있도록 신경 써야 한다. 매일 충분한 양의 물을 마시고 적절한 배변 습관을 갖도록 하며, 건강이 허락하는 한 적절한 운동을 하는 것도 치료에 도움이 된다. 또한 편안한 잠자리를 준비해 충분한 수면을 취할 수 있도록 해야 한다. 자신의 몸과 주위 환경을 깨끗이 하는 것도 감염증을 예방해 암을 치료하는 데 도움이 된다.

병원을 옮길 때 알아두면 좋은 팁

암 투병을 하다 보면 병원을 옮겨야 할 일이 생기기도 한다. 당연한 말이지만 전원을 할 때는 이전 병원에서 그동안 검사하고 치료받았던 의무기록을 잘 챙겨가야 한다. 특히 암 환자는 어떤 항암제를 언제 투여받았고 반응이 어땠는지에 대한 의무기록이 매우 중요하다. 아무런 준비 없이 빈손으로 다른 병원에 가면 이 환자를 처음 만나는 의사는 무슨 병으로 무슨 치료를 받았는지 알 수 없다.

하지만 환자나 보호자가 어떤 것을 가지고 가야 할지 정확하게 알기 어려워 추가 비용까지 지불하고 기록이란 기록은 빠짐없이 모두 다 복사해 오는 경우도 생각보다 많다. 이런 경우는 서류의 양이 너무 많아서 난감한 상황이 벌어지기도 한다. 실제로 우리가 만났던 어떤 환자의 가족은 이전 병원에서 환자가 받았던 10여 년간의 의무기록을 모두 준비해 왔다. 보호자의 입장에서는 환자를 위해 작은 것 하나라도 놓치면 안 될 것 같아서 꼼꼼하게 준비한 것일 테지만 사실 매우 비효율적인 일이다. 그 무거운 서류들을 챙겨 오는 것도 상당히 수고로운 일이지만, 기록을 준비하는 데 드는 비용도 절대 적지 않다.

무엇보다 환자가 너무 많은 자료를 가지고 오면 짧은 외래진료 시간에 그 기록을 다 검토할 수가 없다는 문제점이 있다. 의무기록에서 중요한 부분을 추려내야 하는데, 수천 장의 기록을 가져오면 중요한 기록을 찾기 어려워서 차라리 환자에게 직접 물어보는 것이 빠를 수 있다. 의무기록은 양보다 질이 중요하다. 어떤 환자는 단 한 장의 의무기록을 가져왔는데 거기에 필요한 내용이 다 포함되어 있기도 하고, 반대로 어떤 환자는 수천 장을 준비해 오지만 가장 중요한 결정적인 기록이 빠져 있기도 하다.

환자들이 복사해 가는 기록은 다음 3가지로 나눌 수 있다. 의무기록지는 의무진이 직접 쓰는 기록이고, 결과기록지는 각종 검사결과에 대한 기록, 처방기록지는 말 그대로 의사의 처방(오더)을 담은 내용이다.

전원 시 환자가 준비해야 할 기록
〈의무기록지〉
• 외래기록지

- 입원기록지(입원 초진기록, 입원 경과기록, 퇴원요약지)
- 과별 서식 기록지
- 응급실 기록지
- 수술기록지
- 간호기록지

〈결과기록지〉
- 진단검사의학과 결과지(이른바 혈액검사 결과지)
- 영상검사 결과지: X-ray, CT, MRI 검사 결과지
- 병리검사 결과지: 암조직검사 결과, 수술 후 조직검사 결과
- 과별 특수검사 결과지(내시경 검사, 심전도 검사, 폐기능 검사 등)

〈처방기록지〉
- 투약 내용에 대한 의사 처방

반드시 챙겨야 할 최소한의 의무기록
- 병리검사 결과지(유전자 검사 결과까지 포함되면 금상첨화!)
- 치료 내역이 담긴 기록지: 수술기록지, 외래기록지, 퇴원요약지
- 영상검사 결과지

이 중 가장 많이 갖고 오는 의무기록은 진단검사의학과 결과지, 즉 '혈액검사 결과지'이다. 생각보다 혈액검사 결과지만 가지고 오는 환자가 많은데, 혈액검사 결과는 그때그때 다르기도 하고 검사 당시에 치료를 결정하기 위한 참고자료여서 검사일이 지나면 의미 없는 경우도 많다. 오래된 혈액검사 결과지는 전원할 때 가져가 봐야 거의 도움이 안 되므로 투병이 길어 의무기록

이 많다면 가장 먼저 생략해도 되는 것은 혈액검사 결과지라고 생각해도 된다.

암 환자에게 가장 중요한 결과지는 '병리검사 결과지'이다. 정말 암이 맞는지, 암이라면 어떤 유형에 속하는지, 몇 기인지 등의 정보가 들어 있기 때문에 치료를 결정하는 데 반드시 필요하다. 병리검사 결과지가 빠져 있다면 기록을 가지러 이전 병원에 다시 돌아가야 할 수도 있다. 최근에는 유전자 검사도 많이 시행하는데, 병리검사 결과지에 유전자 검사 결과지까지 포함되어 있으면 더욱 좋다.

그다음으로 중요한 자료는 치료 내역이 담긴 의무기록이다. 보통 '수술기록지', '외래기록지', '퇴원요약지' 이렇게 3가지가 중요하므로 병원을 옮길 때 반드시 가지고 가야 한다. 다만 이 기록을 작성한 의사가 누구냐에 따라서 기록의 질이 천차만별일 수 있다. 치료 내역에 관한 중요한 소견들을 요약해서 잘 기록해놓은 의사의 의무기록지를 보면 그 의사가 얼마나 성실하고 꼼꼼한지 금방 알 수 있다. 꼼꼼한 의사가 정리했다면 충분하지만, 간혹 내용을 너무 요약해서 이전 치료에 대한 정보를 얻기 어렵게 작성되기도 한다.

다음으로 중요한 것은 '영상검사 결과지'이다. 여기에는 CT나 MRI 또는 PET 등의 결과가 적혀 있으며, 이 기록을 바탕으로 암이 어디에 어느 정도 퍼져 있었는지, 치료에 대한 반응이 어떠했는지를 파악할 수 있다. 결과지는 영상 자체가 아니라 영상을 판

독한 내용이므로 영상 자체가 복사되어 담긴 CD를 함께 받아야
한다. 영상검사의 양이 너무 많을 때는 최근 6개월에서 1년 사이
의 기록만 가져가도 괜찮다.

암 환자가 흔히 하는
오해와 진실 8가지

1. 암 환자와 관련된 수치, 통계는 절대적이다?

암을 치료하기 위해서는 신경 써야 할 것이 많다. 치료 과정에서 여러 가지 검사를 받고 치료에 대한 경과도 듣게 되는데, 암 관련 수치에 유독 관심을 많이 가지는 환자들이 있다. 예를 들어 종양표지자 검사에서 수치가 조금 올랐다고 밤에 잠도 못 자면서 계속 걱정하거나, '내가 치료받는 항암제의 반응률이 20%에 불과하다는데 어떡하나'를 고민하는 것이다.

여기서 우리가 짚고 넘어가야 할 점은 모든 수치는 절댓값이 중요한 게 아니라, 측정된 맥락이 중요하다는 점이다. 한 번의 측정값이 높게 나왔다고 해서 큰 문제가 되는 건 아니다. 여러 번

적당한 시간적 간격을 두고 반복 측정한 값이 계속 증가하거나 감소하는 경향일 때만 의미를 가진다. 또한 항암제 반응률은 수많은 환자를 치료했을 때 수렴하는 평균일 뿐이다. 평균 수치가 몇 %이건 환자 본인에게 반응이 있으면 100%, 반응이 없으면 0%인 것이다. 따라서 숫자는 숫자에 불과하니 좀 더 담대한 마음가짐으로 치료에 임하는 것이 좋다. 기대 여명이 6개월에 불과하다는 설명을 들었지만, 희망을 잃지 않고 열심히 치료를 받다 보니 치료 반응이 좋아 어느덧 평균을 훌쩍 뛰어넘어 5년 이상 생존하는 환자도 적지 않다.

2. 고기를 먹으면 안 된다?

붉은 고기와 가공 육류를 많이 섭취하면 대장암 위험이 증가하는 것으로 알려져 있다. 하지만 이는 장기간에 걸쳐서 아주 많이 섭취할 때의 문제이며, 병원에 내원하는 암 환자 중에 그렇게까지 육류를 과하게 먹어서 암에 걸리는 사람은 많지 않다. 오죽하면 서구식 식습관이 발암의 원인이자 만병의 근원이라고 하는데, 아직 서양인들의 육류 섭취량과 수준을 한국인들은 전혀 따라갈 수 없으니(따라가서도 안 되겠지만) 걱정할 필요가 없다.

오히려 우리나라 고령 암 환자의 상당수에서는 단백질 결핍이 문제 되는 경우가 많다. 특히 단백질에는 필수아미노산이 함유되어 있어서 육류를 전혀 섭취하지 않는 것은 득보다 실이 훨씬 크다. 우리 몸의 면역세포가 만들어지는 조혈 과정에 단백질이 아주 중요하므로 단백질 부족은 전신 면역 저하의 원인이 될 수 있다. 또한 단백질을 적절히 섭취하면 암 치료 중 체력관리에 도움이 되므로 기름기 적은 살코기나 흰살생선, 달걀흰자 등 양질의 단백질을 충분히 섭취하도록 한다. 이때 육류의 탄 부위는 제거하고 가능하다면 튀긴 음식보다 굽거나 삶는 방법으로 조리하는 것이 좋다.

3. 항암치료 중 밀가루 음식은 안 좋다?

미국을 비롯한 서양의 암 환자들은 쌀이 아니라 밀가루로 만든 빵을 주식으로 먹는데, 이는 항암치료를 받을 때 나쁜 영향을 줄까? 많이 오해하는 부분 중의 하나로, 밀가루 음식 섭취가 항암치료에 악영향을 미친다는 연구는 어디에도 없다. 중요한 것은 어떤 종류의 음식을 먹느냐보다 쌀이든 밀가루든 충분한 양의 칼로리를 섭취하여 항암치료 중에 체중이 빠지지 않게 해 체력을 유지하는 것이다. 보통 암 환자는 매일 kg당 30kcal 정도의 열량을 공급해야만 한다. 60kg의 성인이라면 1,800kcal, 70kg라면 2,100kcal 정도의 열량을 섭취하겠다는 목표를 가지고 식단을 짜는 것이 좋다.

4. 적당한 음주는 암 예방에 도움이 된다?

와인과 같은 술을 적은 양으로 꾸준히 마시면 심혈관 질환의 위험을 줄일 수 있다는 연구가 수십 년 전에 잠깐 발표된 적 있었다. 하지만 현재는 그 연구에 대한 비판도 많고, 무엇보다 음주가 암을 예방한다는 결과는 보고된 바가 없다. 오히려 암을 유발한다는 연구 결과는 숱하게 많으므로 암 예방을 위한 안전한 음주라는 것은 존재하지 않는다. 또한 알코올은 누적되어 간에 손상을 입히고 항암제는 간을 통해 대사되므로 손상된 간을 가진 환자는 항암치료를 받지 못할 수 있다. 따라서 암 환자는 소량의 음주라도 반드시 피해야 한다.

5. 비타민과 항산화제는 많이 먹을수록 좋다?

비타민이나 항산화제 성분이 암 예방에 효과가 있다고 믿고 복용하는 이들이 많다. 비타민이 부족하면 보충은 필요하겠지만, 필요량 이상으로 과잉 섭취하면 오히려 복통, 설사, 요로결석 등의 부작용이 생길 수 있다. 또 항산화제는 항암제나 면역세포가 암세포를 공격하는 과정을 저해하여, 오히려 항암치료 효과를 방해할 수 있다는 실험 결과도 있다. 그러므로 비싼 비타민, 항산화제를 과잉으로 복용하기보다는 하루에 종합 비타민 1알 정도로 적당히 복용하면 충분하다.

단, 한국인의 상당수가 실내 생활만 하고 햇빛을 충분히 받지 못하다 보니 만성적인 비타민 D 결핍 상태이므로 비타민 D는 예외로 한다. 비타민 D는 하루에 최소 1,000IU 정도는 복용하는 것이 좋다. 시중에 파는 종합 비타민 중에서 비타민 D의 포함 여부를 살펴보면 도움이 된다.

6. 항암치료 중에는 공기 맑은 산골로 가야 한다?

암을 진단받고 나면 맑은 공기를 찾아 산골이나 시골로 이사하는 환자가 종종 있다. 하지만 우리나라는 동해안 일부 지역을 제외하고는 전국 어디에서도 중국에서 날아오는 미세먼지를 완전히 피할 수 없다. 지리산 산골에 가면 기분은 상쾌하지만 실제로 측정되는 미세먼지의 농도는 큰 차이가 나지 않는 경우도 많다.

더욱이 암을 치료하는 과정에서는(특히 4기 전이암의 경우) 항암 부작용 때문에 수시로 병원을 오가야 하는 일이 생길 수 있다. 특히 항암치료 중 패혈증과 같은 심각한 부작용이 왔을 때는 시간이 곧 생명과 직결될 수 있다. 그러므로 암의 병기가 높고 위중할수록 될 수 있는 대로 병원에서 1시간 이내 거리에 거주하는 것이 좋다. 경우에 따라서는 맑은 공기를 위해 멀리 이사하는 것보다 차라리 공기청정기를 사는 것이 나을 수 있다.

7. 주중에는 일하다가
주말에 입원해서 항암치료를 받고 싶다?

이전에는 대학병원에 요일이나 휴일과 상관없이 상주하던 레지던트들이 있었기 때문에 항상 응급한 상황에 대비할 수 있도록 운영되었다. 하지만 주 5일제와 전공의 주 80시간 근무제가 시행되면서, 현재는 모든 대학병원이 주말과 공휴일에는 최소 인원으로 구성된 당직 체계로만 가동되고 있다. 의사들뿐만 아니라 병원 내 다른 의료인들이나 직원들도 주말에는 필수 인력만 근무하고 있다.

그러다 보니 금요일, 토요일 또는 긴 연휴 직전에 입원하게 되면 검사·시술·치료가 지연되고, 응급상황에서 중요한 결정이 미

그림 10-1 | 전공의법 지정과 진료 감소

전공의법 핵심 내용

- 일주일에 80시간 초과 근무 금지
  교육 목적으로 일주일에 8시간 연장 가능

- 36시간 이상 지속 근무 금지
  응급상황일 경우에는 연속 40시간까지 가능

- 연속 근무 후 최소 10시간 휴식시간 보장

※ 전공의법은 〈전공의의 수련환경 개선 및 지위 향상을 위한 법률〉을 뜻함.

서울대병원 외과 수술 건수 비교

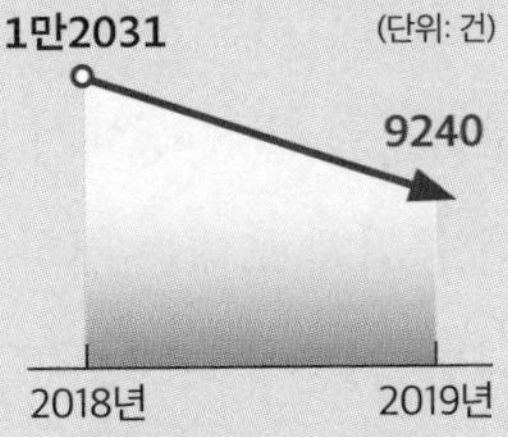

1만2031 (단위: 건)

9240

2018년　　　　2019년

2019년은 12월 말까지 예약된 수술 건수 반영.

자료: 서울대병원

뤄지는 상황이 생길 수 있다. 또한 명절 직전에 큰 수술을 하면 연휴 기간에 답답한 상황이 생길 가능성이 높아서 계속 반복되는 일반적인 항암치료를 위해서도 최소한 목요일에는 입원하는 것이 좋다. 만약 CT를 새로 찍어서 결과를 확인해야 하거나 추가적인 처치나 시술이 필요할 때는 그 주의 중반까지는 입원하는 것을 추천한다.

8. 말기암 환자의 임종을 정확히 예측할 수 있다?

말기암 환자의 기대 여명 및 임종 시기를 예측하기란 정말 어려운 일이다. 드라마나 영화에 나오는 것처럼 6개월의 시간이 남아 있다고 선고받은 다음, 6개월 동안 일상생활을 잘하다가 6개월째 되는 날에 잠들 듯 임종하는 사례는 거의 없다. 기대 여명을 3~4개월로 예측했는데 치료 반응이 좋아서 3년 넘게 생존하는 사례도 있고, 반대로 비교적 컨디션이 좋게 유지되어 안심했는데 갑작스러운 합병증으로 사망하는 사례도 있다. 따라서 남은 하루하루가 내 인생에서 가장 소중한 날이라는 생각으로 아쉬움 없이 즐겁게 보내는 것이 좋다.

다만 임종이 다가오면 몇 가지 신호가 나타나기 시작한다. 대부분의 환자는 임종 2~3개월 전까지 어느 정도 일상생활을 하다가, 임종 2~3개월 전부터 체력이 급격히 떨어져 침상에 누워 있는 기간이 길어진다. 또한 세수하거나, 화장실을 가고, 혼자서 식사하는 등의 가벼운 일상생활이 점점 힘들어진다. 특히 임종이 1~2일 앞으로 다가오게 되면 다음과 같은 증상들이 공통으로 나타난다.

임종 직전에 나타나는 공통적 증상들

- 청색증: 입술, 손톱, 귀 등이 푸르스름하게 변한다.
- 심한 호흡곤란(헐떡호흡): 숨이 많이 차고 헐떡이는 증상이 계속된다.
- 심하게 가래 끓는 소리: 갑자기 가래량이 급증하면서 숨 쉴 때 계속 아주 심하게 가래가 끓는다.
- 의식저하 또는 불안·불면증: 의식이 처져서 계속 잠을 자거나, 불안해하면서 잠을 전혀 못 잔다.

이러한 증상이 2개 이상 발생한다면 임종이 1~2일 이내에도 올 수 있으니 그에 맞춰 미리 준비하는 것이 도움이 될 수 있다.

암 환자가 자주 묻는
용어 3가지

1. 케모포트란 무엇이며 어떻게 관리하는가?

항암치료 중에 가장 혹사당하는 신체 부위는 어디일까? 바로 혈관이다. 병원에 올 때마다 채혈을 하고 면역항암제를 포함한 대부분의 항암제가 정맥을 통해서 투여된다. 또 식사량이 부족할 경우 정맥을 통해 수액이나 영양제 등을 맞게 된다. 그렇기 때문에 암 치료 기간에 계속 고생하는 것이 환자의 정맥혈관이며, 치료 과정에서 정맥혈관을 잘 확보하는 것이 아주 중요하다.

하지만 장기간 혹사당하다 보면 혈관에 손상이 오고 차츰 굳어지게 된다. 그래서 약물을 투여하거나 채혈하는 데 어려움이 생기고, 항암제가 혈관 밖으로 새어 나가 피부와 근육 조직에 염

그림 10-2 | 케모포트는 피부 아래에서 중심 정맥으로 연결된다.

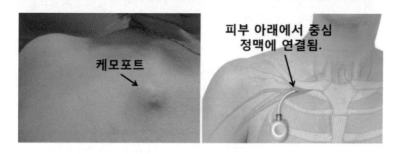

케모포트

피부 아래에서 중심
정맥에 연결됨.

중을 만들기도 한다, 이처럼 혈관을 보호하기 위해 안전하게 정맥혈관을 확보하기 위해 도입된 것이 바로 케모포트(Chemoport)이다.

케모포트는 주기적으로 항암치료를 해야 하는 환자의 피부 속에 삽입하는 기구다. 보통 가슴의 피하조직에 넣는데, 겉으로는 동전 크기만큼 튀어나오게 된다. 케모포트는 일반적인 정맥 카테터보다 훨씬 오랫동안 몸 안에 유지할 수 있어서 최근에는 항암을 장기간 지속해야 하는 암 환자의 대부분이 케모포트 시술을 받는다.

케모포트가 갖는 장점으로는 한 번 넣으면 막히지 않는 한 혈관 걱정 없이 계속 사용할 수 있고, 포트가 피부밑에 삽입되어 있어 외관상 잘 보이지 않는다는 점이 있다. 또한 사용하지 않을 때 소독이 불필요하며 수영, 목욕 등을 하기에 자유롭다는 것도 장점이다.

그림 10-3 | 케모포트에 전용 바늘을 연결하여 혈관을 사용한다.

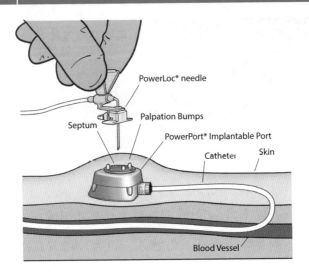

PowerLoc* needle

Palpation Bumps

Septum

PowerPort* Implantable Port

Catheter   Skin

Blood Vessel

　이러한 케모포트 시술은 보통 대학병원 영상의학과의 혈관조
영실에서 시행된다. 가벼운 국소마취 후에 삽입하는 간단한 시술
로 20~30분 내외의 시간이 소요된다. 시술 중에 피부를 살짝 째
서 직경 2cm 정도의 동그란 케모포트를 집어넣고 다시 피부를
봉합한다. 이후에는 혈관을 사용할 때마다 특수전용바늘을 케모
포트에 삽입한 후 혈관 걱정 없이 항암제, 수액 등을 맞을 수 있
게 된다.

　케모포트는 어떻게 관리할까? 보통 시술하고 2주가 지나면 실
밥을 제거하는데, 그전에는 물이 들어가지 않게 하면서 주기적
으로 소독해야 한다. 특히 상처 부위가 더러워지면 꼭 소독해야

한다. 만약 필름 부위가 가려우면 멸균거즈로 소독 방법을 바꿔서 소독하면 된다. 이렇게 2주 동안 잘 관리하면 실밥을 제거할 수 있다.

실밥을 제거하고 난 이후에는 소독이 필요 없으므로 목욕이나 수영을 해도 무방하다. 케모포트는 피부밑에 고정되어 있어 위치가 변하거나 빠질 위험은 적지만, 혹시라도 위치 변화를 느끼면 의료진과 상의하면 된다. 또한 장기간 사용하지 않을 때는 적어도 한 달에 한 번 정도 병원에 방문하여 혈전이 생기지 않도록 헤파린과 같은 항응고제를 주입하도록 한다. 이렇게 케모포트를 수개월에서 수년까지 잘 사용하되, 항암치료가 모두 끝나서 경과 관찰만 하게 될 때는 케모포트를 다시 제거할 수 있다. 다만 재발의 위험이 높은 암 환자는 암이 재발하지 않는지 조금 더 관찰하다가 제거하는 것이 좋다. 제거는 수월하지만 재삽입을 하는 것은 상대적으로 어렵고 환자에게 불편감을 주기 때문이다.

만약 케모포트를 가지고 있는 환자에게 다음과 같은 증상이 있을 때는 바로 병원에 방문해서 의료진과 꼭 상의해야 한다.

케모포트 사용 시 의료진의 상담이 필요한 경우

- 삽입 부위에서 출혈이 계속될 때
- 삽입 부위의 피부가 붉게 변하거나, 고름·진물 등이 흐를 때
- 삽입 부위에 통증이 있고, 38℃ 이상의 열이 있을 때
- 삽입 부위 또는 삽입한 쪽의 어깨, 팔이 계속 저리거나 아프고 점점 심해질 때

2. 종양표지자란 무엇인가?

　종양표지자(Tumor marker) 검사라고 하면, 진료실에서 '암수치'
라고 환자들에게 설명하는 검사다. 종양표지자 하면 건강검진에
서 암을 조기 진단하기 위해 사용하는 검사라고 이해하는 이들
이 많은데, 아주 예외적인 경우(전립선암-PSA, 간암-AFP)를 제외하고
는 종양표지자 수치만 올라 있다고 해서 암을 진단하기란 불가
능하다. 대부분의 암은 종양표지자가 아닌 조직검사를 통해 확진
하기 때문이다. 다만 원발 부위가 명확하지 않을 때는 종양표지
자를 참고해서 임상적인 판단을 내리기도 한다. 어떤 경우에는
종양표지자 수치가 얼마나 높은지에 따라 암의 예후가 달라지기
때문에 수치를 바탕으로 예후를 예측하기도 한다. 또한 항암치료
에 대한 반응은 CT나 MRI 같은 영상검사를 통해 주로 시행하
지만, 영상검사에서 애매한 소견이 보일 때 치료 반응을 결정하
는 데 종양표지자의 증감 추이를 참고하기도 한다(예를 들어 대장암:
CEA, 난소암: CA-125, 전립선암: PSA, 간암: AFP). 일부 종양표지자는 치
료가 종료된 후 암의 재발을 감시하는 데도 사용할 수 있다.

　종양표지자를 해석할 때는 여러 가지에 유의해야 한다. 해당
암에서 수치가 상승할 확률이 높다는 것이지, 100% 상승하는 것
은 아니기 때문이다. 병이 어느 정도 진행한 다음부터 상승할 수
도 있고, 진행된 암인데도 종양표지자가 정상일 수 있다. 이 때문
에 모든 종양표지자가 선별검사로 이용되지는 않는다. 또한 일부

표 10-1	주요 종양표지자들과 그 특징

종양표지자	상승할 수 있는 임상적 상황
CEA	주로 대장암에서 상승. 췌장암, 위암, 폐암, 유방암에서도 상승 가능
CA19-9	주로 췌장암에서 상승(단, 초기에는 정상일 수도 있음). 담도암, 대장암, 위암 등에서도 상승 가능
AFP	주로 간암에서 상승. 암이 아니더라도 간염이나 간경화증에서도 상승 가능
CA-125	주로 난소암에서 상승. 자궁내막암, 췌장암, 대장암, 담도암 등에서도 상승 가능
CA15-3	주로 유방암에서 상승(초기에는 정상일 수 있음)
PSA	주로 전립선암에서 상승. 하지만 전립선염이나 전립선 비대증에서도 상승 가능
SCC-Ag	편평세포상피암(폐암, 식도암)이나 자궁경부암에서 상승 가능

표 10-2	암종별 종양표지자의 이용

암종	종양표지자	조기 진단	예후	모니터링	재발 예측
전립선암	PSA	O	O	O	O
대장암	CEA	X	O	O	O
간암	AFP	O	O	O	O
유방암	CEA, CA15-3	X	X	O	O
난소암	CA125	X	X	O	O

종양표지자들은 한 가지 암뿐만 아니라 다른 암에서도 높게 나타
날 수 있다. 예를 들어 CEA는 대장암뿐만 아니라 위암, 폐암에서
도 증가할 수 있으므로 종양표지자 검사 단독으로 병을 진단하기
란 불가능하다. 게다가 악성 종양이 아니라 흡연, 감염, 염증 등
다른 양성 질환이 있을 때도 종양표지자가 상승할 수 있다. 다만
양성 질환보다는 암이 있을 때 수치 상승 폭이 더 크게 나타난다.

3. 차세대 염기서열 분석(NGS) 유전자 검사란 무엇인가?

NGS(Next-Generation Sequencing)란 맞춤형 표적치료를 찾기 위한 유전자 분석 검사로, '차세대 염기서열 분석법'이라고도 한다. 이 검사는 암세포의 유전 정보가 담긴 DNA의 염기서열을 분석해 암 유발 유전자 돌연변이를 찾기 위한 것이다. 보통 유전자 검사는 원하는 유전자 1개, 혹은 몇 개만 개별적으로 검사할 수 있지만, NGS는 수십에서 수백 개의 유전자를 동시에 분석할 수 있다. 주요 특정 유전자 돌연변이뿐만 아니라 다른 몇백 개의 유전자 검사도 동시에 진행되므로 환자에 대한 정보를 한 번에 많이 알 수 있다. 현재는 유전자 돌연변이 중에서 암을 유발한다고 잘 알려져 있고, 빈도수가 높으며, 치료 약제가 있는 것들 위주로 검사를 진행하고 있다.

그렇다면 NGS 검사의 장단점은 무엇일까?

NGS 검사의 장단점

〈장점〉

- 표적치료제 사용을 위한 특정 유전자 돌연변이를 알 수 있다.
- 면역항암제 효과 예측과 관련된 TMB(Tumor Mutational Burden, 종양돌연변이 부담), MSI(Microsatellite instability, 현미부수체 불안정성)에 대한 분석이 가능하다.
- 많은 유전자의 돌연변이 패턴을 알 수 있어 환자의 개별적인 예후나 항암제에 대한 반응을 예측하는 데 도움이 될 수 있다.
- 현재 진행되고 있는 임상항암 연구 모집조건에 본인이 해당하는지 알 수 있다.

<단점>

- NGS 검사에 필요한 비염색 슬라이드 수는 대략 20개 정도로 소모되어, 검체가 부족하면 조직검사를 다시 해야 할 수 있다.
- 조건부로 건강보험이 적용되므로 환자의 경제적 부담이 높다.
- 검사 결과가 나오기까지 약 4주 정도의 시간이 소요된다.
- NGS 검사를 했을 때 유의한 유전자 돌연변이가 관찰되지 않는 경우(해당하는 표적치료제나 임상시험이 없는 경우)도 있을 수 있다.

항암 신약들이 계속 나오고 임상시험들도 활발히 진행되는 상황에서 환자가 해당하는지를 알아보려면 NGS 결과가 필요할 수 있다. 따라서 주치의와 상의한 후 진단, 치료, 예후 등에 대해서 중요한 정보를 얻을 수 있는 NGS 검사를 진행해보기를 권한다. 다만 NGS 검사는 비용이 예전보다 많이 떨어졌음에도 여전히 저렴하지는 않고, 암의 진행 정도에 따라 급여 적용 범위가 다르다. 3기나 4기의 고형암 환자는 본인부담률 50% 선별급여로 진단 시 1회, 재발 및 치료에 내성이 생겼을 때 추가 1회 더 검사를 시행할 수 있다. 1기나 2기 환자는 의사소견서가 있다면 본인부담률 90%로 검사를 진행할 수 있다.

3부

면역항암치료의
미래 전망

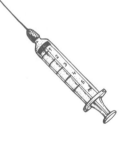

11장

면역항암치료의
최신 트렌드

면역항암치료는
어떤 방향으로 발전하고 있는가?

의학의 여러 분야 중에서 가장 연구가 활발히 진행되고 가장 많은 신약이 개발되고 있는 분야는 단연 악성 종양, 즉 암이다. 아직 우리가 정복하지 못한 암의 치료 영역 중에서 최근 가장 활발하게 발전하고 있는 분야는 두말할 필요도 없이 면역항암치료다. 코로나19 감염증 팬데믹으로 상당수의 제약회사가 코로나바이러스 백신과 치료제 개발에 뛰어들면서 코로나와 관련 없는 다른 질환에 대한 임상연구의 상당수가 지속에 어려움을 겪는 상황에서도, 면역항암제 연구만큼은 전혀 위축되지 않고 계속 확대되는 중이다.

현재 면역항암치료의 양적·질적 발전 방향은 어떤가? 그림 11-1은 전 세계적으로 매년 새롭게 시작하는 면역항암제 관련 임

그림 11-1 면역항암치료법 임상시험 현황(2014~2020년) [출처: https://www.
cancerresearch.org.]

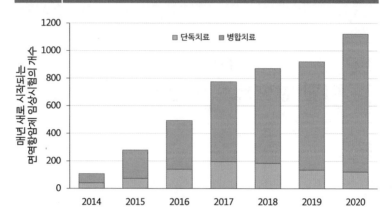

상시험의 개수를 보여준다. 2014년에 110개로 시작한 면역항암
제 임상시험은 2020년에 1,122개로 10배 이상 폭발적으로 증가
했다. 또한 양적 팽창뿐만 아니라 2020년 기준으로 면역항암제
단독치료 관련 임상시험은 전체의 11%에 불과하며, 나머지 89%
에 해당하는 대부분의 임상시험이 병합치료, 즉 면역항암제와 다
른 치료법을 함께 시행하는 것으로 계획되어 있다. 따라서 현재
면역항암치료법의 발전 방향성은 병합치료임을 쉽게 알 수 있다.
8장에서 병합치료의 실제 성공 사례들을 살펴봤다면, 이번 장에
서는 이론적 배경을 바탕으로 어떤 치료법들을 병합 목적으로 사
용할 수 있는지, 또 실제로 사용하고 있는지 알아보겠다.

면역항암제의 병합치료 파트너

면역항암제를 주로 어떤 치료법과 병합하고 있을까? 그림 11-2는 면역항암제별로 현재 진행 중인 임상시험 상황을 세분하여 보여준다. 가장 많은 연구가 진행 중인 약물은 키트루다와 옵디보이며 그 뒤를 임핀지, 티쎈트릭, 바벤시오가 따르고 있다. 키트루다와 옵디보는 다른 면역항암제 또는 표적치료제를 가장 많은 병합 파트너로 삼고 있으며, 전통적인 항암치료에서 사용하던 세포독성 항암제나 방사선치료와 병합하는 치료법 또한 꾸준히 시도되고 있다.

조금 더 자세한 병합치료의 파트너들을 그림 11-3에서 확인할 수 있다. 키트루다, 옵디보, 티쎈트릭과 같은 PD-1 및 PD-L1 면역관문억제제는 초기부터 2017년까지 CTLA-4 면역관문억제제

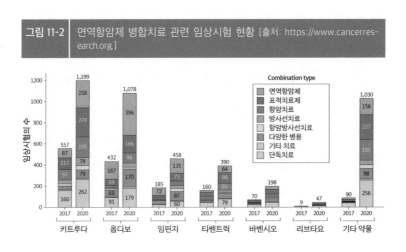

그림 11-2 면역항암제 병합치료 관련 임상시험 현황 [출처: https://www.cancerresearch.org.]

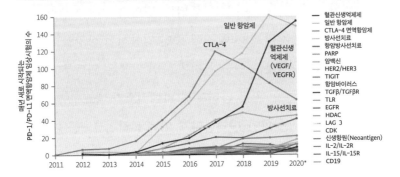

그림 11-3 면역항암제 병합치료 파트너의 변화 추세. 매년 새로 시작되는 PD-1 및 PD-L1 면역항암제 임상시험의 수를 알 수 있다. [출처: https://www.cancerresearch.org.]

제인 여보이와 병합하는 경우가 많았던 반면, 2018과 2019년에 접어들면서 세포독성 항암제(일반 항암제)와 가장 많은 병합치료를 시도했다. 2018년부터 표적치료제의 한 종류인 혈관신생억제제(VEGF 및 VEGFR 표적치료제)와의 병합치료법이 급격히 증가하여 2020년에는 1위를 차지했다. 간암에서 사용 중인 티쎈트릭과 아바스틴 병합치료법이나, 신장암에서 사용 중인 키트루다와 렌비마, 키트루다와 인라이타 등의 병합요법이 바로 여기에 해당한다.

PD-1 및 PD-L1 면역항암제를 기존에 이미 입증된 다양한 치료법들, 즉 일반 항암제, 표적치료제(혈관신생억제제), 방사선치료와 병합하는 방법은 이미 암 환자들을 대상으로 진행 중이다. 이러한 전략은 임상시험 실패 확률을 최소화하면서 성공을 담보하는 가장 안정적인 병합치료법으로, 자세한 설명은 12장에서 다룬다.

새로운 방법과의 병합치료법

그렇다면 기존에 이미 효과를 입증한 약물이 아닌, 새로운 방법과의 병합치료법은 어떨까? 이러한 치료 전략은 다음과 같이 요약할 수 있다(표 11-1, 11-2).

첫째, 선천면역을 강화하는 방법으로, 수지상세포와 같은 항원인식세포로 하여금 암세포를 더 잘 탐지하게 하고, T세포를 잘 교육하여 종양 내부로 침투하는 것을 돕는다(자세한 기전은 2장 참조). 대표적인 치료법으로 암백신(Cancer vaccine), TLR이나 STING 같은 선천면역증강제(Innate immune agonist) 그리고 항암바이러스(Oncolytic virus) 치료가 있는데 이것에 대해서는 13장에서 자세히 살펴보겠다.

둘째, 장내에 존재하는 미생물군, 즉 장내 마이크로바이옴(Gut microbiome)을 조절하는 방법으로, 프리바이오틱스(Prebiotics)나 분변 이식 등이 시도되고 있지만 아직은 더 많은 연구가 필요하다. 이 역시 13장에서 상세히 살펴보겠다.

셋째, 암 내부의 면역반응을 강화하는 방법으로 이는 마치 자동차의 가속페달을 밟는 것에 비유할 수 있다. 다양한 면역자극 항체를 사용해서 자극면역관문(Agonistic immune checkpoints)이라고 불리는 면역반응 강화 스위치를 켜는 방법이며, 14장에서 자세히 알아보겠다.

셋째 방법이 가속페달을 밟는 원리라면 넷째는 브레이크에서 발을 떼는 원리로, 암 내부에서 항암면역반응을 억제하는 다양한 억제면역관문(Inhibitory immune checkpoints)을 차단(blocking)하는 항체를 사용한다. PD-1, CTLA-4 면역항암제로도 충분히 풀지 못한 암 내부의 추가적인 브레이크를 마저 풀어주는 전략이다. 또한 사람이 살아가면서 환경에 의해 변화된 후성유전학적 면역 억제를 되돌릴 수도 있고, 종양 내부에 존재하는 다양한 면역억제세포를 제거하는 방법도 여기에 해당한다. 이에 대해서도 14장에서 자세히 다룬다.

다섯째, 암과 잘 싸울 수 있게 조작한 면역세포를 수혈과 같은 방식으로 직접 체내에 주입하는 방법이다. 고전적으로는 TIL(Tumor infiltrating lymphocytes, 종양침투림프구) 주입법이 사용되었지만, 효과가 제한적이어서 최근에는 CAR-T세포(Chimeric Antigen Receptor T-cell) 치료법이나 TCR(T-cell receptor) 치료법 등이 도입되었다. 다만 이 방법은 혈액암에는 매우 효과적이나 암 대부분을 차지하는 고형암에는 효과가 적어 더 많은 연구가 필요하다. 이것에 대해서는 15장에서 알아보겠다.

마지막 방법은 암 내부에 존재하는 나쁜 대사 환경을 조절하는 것이다. 암세포는 정상 세포와는 다른 대사 과정을 거쳐 면역을 억제하는 대사물질을 분비하는데, 이러한 나쁜 대사 과정을 다양한 표적 약물을 이용해 개선한다면 면역항암치료의 효과를 더 강화할 수 있다. 16장에서 좀 더 자세히 살펴보겠다.

표 11-1   면역항암제의 병합 파트너 정리

치료 전략	치료법	해당 약물
1. 선천면역 강화(13장)	암백신	프로벤지 신생항원 암백신
	선천면역증강제	TLR3 효능제 TLR4 효능제 TLR7/8 효능제 TLR9 효능제 STING 효능제 RIG-I 효능제
	항암바이러스	T-vec(헤르페스바이러스) Pexa-vec(백시니아바이러스) 레오바이러스
2. 장내 마이크로바이옴 조절(13장)		프로바이오틱스/프리바이오틱스 분변 이식
3. 암 내부 면역반응 증강(14장)	자극면역관문의 증강	ICOS 항체 OX40 항체 CD28 항체 GITR 항체 B7-H3 항체 IL-2 IL-7
	암 내부로 T세포 침투 촉진	VEGF/VEGFR 억제제
4. 암 내부 면역억제 차단(14장)	억제면역관문 차단	LAG-3 항체 TIM-3 항체 TIGIT 항체 VISTA 항체
	후성유전학적 조절	HDAC 억제제 DNMT 억제제 BET 억제제
	면역억제세포 제거	VEGF/VEGFR 억제제 PI3K-γ 억제제 CSF-1R 억제제 STAT3 억제제 LXR 증강제 PDE 억제제 GITR 항체

		종양침투림프구(TIL) 치료법
5. 세포 치료법(면역세포 직접 주입)(15장)		CAR-T세포 치료법
		TCR 치료법
6. 암 내부 대사 환경 조절(16장)	포도당 대사 조절	mTOR 억제제 MCT1 억제제
	키뉴레닌 대사의 조절	IDO 억제제 TDO 억제제
	아데노신 대사의 조절	CD39 항체 CD73 항체
	아르기닌 대사 조절	아르기닌 억제제

표 11-2   최근에 주목받는 차세대 면역항암치료의 표적들

목표	약물	회사	임상 단계
		자극면역관문(Enhancing agonistic immune checkpoints)	
4-1BB (CD137)	유토밀루맙	화이자(커클랜드, 퀘벡, 캐나다)	I
	우렐루맙	BMS(뉴욕, 미국)	I/II
	INBRX-105	인히브릭스(샌디에이고, 캘리포니아, 미국)	I
ICOS (CD278)	GSK3359609	GSK(미시소거, 온타리오, 캐나다)	I/II
	JTX-2011	자운스 테라퓨틱스(케임브리지, 매사추세츠, 미국)	I/II
GITR (CD357)	TRX 518-001	리프 테라퓨틱스(케임브리지, 매사추세츠, 미국)	I/II
	MK-4166	머크(케닉워스, 미국)	I
	BMS-986156	BMS(뉴욕, 미국)	I/II
	INCAGN01876	인사이트 바이오사이언시즈 인터내셔널 (윌밍턴, 델라웨어, 미국)	I/II
CD70	ARGX-110 (쿠자투주맙)	아겐스(브레다, 네덜란드)	I/II
CD27	CDX-1127 (발리루맙)	아겐스(브레다, 네덜란드)	I/II
OX40 (CD134)	PF-0451860	화이자(커클랜드, 퀘벡, 캐나다)	I/II
	MEDI0562/ 6469/6383	아스트라제네카(미시소거, 온타리오, 캐나다)	I
	GSK3174998	GSK(미시소거, 온타리오, 캐나다)	I
	BMS-986178	BMS(뉴욕, 미국)	I/II

CD40	CP870893	화이자(커클랜드, 퀘벡, 캐나다)	I
	APX005M	BMS(뉴욕, 미국)	I/II
억제면역관문 차단(Blocking inhibitory immune checkpoints)			
VISTA (B7-H5)	CA-170	큐리스(렉싱턴, 매사추세츠, 미국)	I
CCR4 (CD194)	모가물리주맙	교화발효 기린(도쿄, 일본)	I/II
B7-H3 (CD276)	MGD009	노바티스(오타와, 온타리오, 캐나다)	I
	8H9	Y-mAbs 테라퓨틱스(뉴욕, 미국)	I
TIM-3 TIM-3	TSR-022	Tesaro(월덤, 매사추세츠, 미국)	I
	MBG453	노바티스(오타와, 온타리오, 캐나다)	I/II
	Sym023	심포젠(발레루프, 덴마크)	I
	MEDI9447 (올레클루맙)	아스트라제네카(미시소거, 온타리오, 캐나다)	I
LAG-3 (CD223)	BMS-986016	BMS(뉴욕, 미국)	I/II
	(렐라틀리맙) IMP321	프리마 바이오메드(시드니, 오스트레일리아)	II
	(에포틀라지모드α) LAG525	노바티스(오타와, 온타리오, 캐나다)	I/II
KIR(2DL1-3)	릴리루맙	BMS(뉴욕, 미국)	I/II
IDO-1,2	인독시모드	뉴링크제네틱스(에임스, 아이오와, 미국)	II
	에파카도스태트	인사이트 바이오사이언시즈 인터내셔널 (윌밍턴, 델라웨어, 미국)	II
TIGIT	티슬레리주맙	베이진(베이징, 중국)	I/II/III
	BMS-986207	BMS(뉴욕, 미국)	I/II
	MTIG7192A	진텍(샌프란시스코, 캘리포니아, 미국)	II/III
	AB154	아르쿠스바이오사이언스(헤이워드, 캘리포니아, 미국)	I/II
A2aR	시포라데난트	코버스파마슈티컬스(벌링게임, 캘리포니아, 미국)	I
전환 성장인자β	M7824	EMD 세로노(로클랜드, 매사추세츠, 미국)	I/II
	갈루니세레팁	일라이 릴리(인디애나폴리스, 인디애나, 미국)	II
CD47	TTI-621	트릴리움(미시소거, 온타리오, 캐나다)	I
CD73	MEDI9447 (올레클루맙)	아스트라제네카(미시소거, 온타리오, 캐나다)	I

기타 경로			
톨유사 수용체	Poly-ICLC	루딕 캔서리서치(뉴욕, 미국)	I
	MGN1703 (레피톨리모드)	몰로겐(베를린, 독일)	I
	SD-101	다이나벡스(에머리빌, 캘리포니아, 미국)	I/II
	DSP-0509	보스톤 바이오메디컬(케임브리지, 매사추세츠, 미국)	I/II
	린타톨리모드	헤미스피렉스(필라델피아, 펜실베이니아, 미국)	II
	CMP-001	체크메이트 파마슈티컬스(케임브리지, 매사추세츠, 미국)	II
인터류킨-2 수용체	NKTR-214	넥타 테라퓨틱스(샌프란시스코, 캘리포니아, 미국)	I/II/III
	RO6874281	로슈(바젤, 스위스)	I/II
	THOR-707	신톡스(라호야, 캘리포니아, 미국)	I/II
아르기나아제 억제제	CB-1558	인사이트 코퍼레이션(윌밍턴, 델라웨어, 미국)	I/II
항암 펩타이드	LTX-315	라이틱스 바이오제약(오슬로, 노르웨이)	II
인터류킨-10	AM0010 (페길로데카킨)	일라이 릴리(인디애나폴리스, 인디애나, 미국)	I/II

12장

구관이
명관이다

입증된 기존 암 치료법과 함께 사용하기

오늘날 면역항암제 치료의 시대를 열어준 PD-1과 PD-L1 그리고 CTLA-4 면역관문억제제는 단독치료의 한계를 극복하기 위해 많은 병합 파트너들을 찾고 있다. 그중 지금까지 입증된 항암효과와 보장된 안전성을 바탕으로 쉽게 병합치료에 도입해볼 수 있는 것이 바로 전통적으로 사용되어 왔던 세포독성 항암치료, 방사선치료, 표적치료다.

면역항암치료의 이론과 적용 과정에서 새롭게 발견된 사실 중 하나는, 기존 치료법들이 본래의 항암 작용뿐만 아니라 면역조절 기능을 통해 면역항암제와의 시너지 효과를 낼 수 있다는 것이다. 특히 현재까지 3상 임상시험에서 성공하여 FDA의 승인을 받은 병합치료들 대부분은 '면역항암제 + 세포독성 항암제' 또는

'면역항암제 + 표적치료제(특히 혈관신생억제제)'의 조합이다. 따라서 기존에 이미 사용되고 있는 치료법들이야말로 검증된 최고의 병합 파트너일 수 있다.

세포독성 항암제

임상에서 널리 사용 중인 세포독성 항암제(Cytotoxic chemotherapy)들의 주요 기능은 암세포를 직접적으로 사멸하여 암세포의 총량을 감소시키는 것이다. 이러한 세포독성 항암제 중 일부는 면역조절 기능도 가지고 있으므로 면역항암제와 병합하여 사용하기 좋다. 특히 세포독성 항암제가 암세포를 죽일 때 방출되는 암 항원이 항원제시세포를 통해 암에 대한 정보를 면역계에 알려주어 면역반응을 유도하므로, 일종의 백신과도 같은 역할을 기대할 수 있다. 또한 특정 항암제는 조절 T세포와 MDSC(Myeloid-derived suppressor cells, 골수유래 면역억제세포) 같은 면역억제세포를 고갈시키는 반면, 암을 공격하는 작동 T세포를 늘려주기도 한다. 이러한 점 때문에 세포독성 항암제와 면역관문억제제의 병합치료는 현재까지 매우 광범위하게 연구되었고, 앞으로도 더 연구할 가치가 충분하다.

예를 들어 세포독성 항암제의 일종인 젬시타빈은 암세포를 사멸할 뿐만 아니라 항원제시세포를 활성화한다. 사이클로포스파미드는 항원제시 효과뿐만 아니라, 면역억제세포인 조절 T세포를 체내에서 고갈시켜 작동 T세포의 항암면역반응을 강화할 수 있다. 따라서 입양세포치료(Adoptive T cell therapy) 전에 사이클로포스파미드를 전처치로 투여한다면 면역치료의 효과를 극대화할 수 있다.

2018년 10월 처음으로 세포독성 항암제와 면역항암제 병합치료법이 비소세포폐암에서 미국 FDA의 승인을 받았는데, 이는 카보플라틴, 탁솔, 키트루다를 병합하여 사용하는 요법이다. 2019년 3월에는 세포독성 항암제인 아브락산과 면역항암제인 티쎈트릭을 병합하는 치료법이 삼중음성유방암에서 승인되었다. 2021년 4월에는 위암 환자에서 옵디보를 세포독성 항암제와 같이 병합하는 치료법 또한 FDA의 승인을 받았다. 이처럼 세포독성 항암제와 면역항암제의 병합요법은 많은 암 환자에게 적용할 수 있는 치료법으로 앞으로도 커다란 발전 가능성을 보이는 분야다. 다만 이러한 방식의 병합치료를 개발할 때는 항암제마다 각기 다른 면역조절 기전, 용량, 일정을 고려해야만 최적화된 치료 효과를 끌어낼 수 있을 것이다.

방사선치료

항암치료와 마찬가지로 방사선치료의 중요한 목표는 암세포를 직접 사멸하는 것으로, 이 과정에서 파괴된 암세포가 암항원을 방출하면 역시 면역반응이 유도될 수 있다. 방사선치료는 항원제시세포를 활성화하여 염증성 사이토카인을 통해 T세포와 같은 림프구들이 암조직 내부로 침투하도록 돕는다. 또한 방사선치료 후 암 환자에게서 NY-ESO-1과 같은 암항원에 대한 항체 형성이 많아지고, CD4 T세포가 활성화된다는 사실 또한 알려져 있다.

방사선이 면역에 미치는 영향은 이전부터 알려졌으며, 1950년대에 처음으로 소개된 '앱스코팔 효과(Abscopal effect)'가 대표적인 예다. 앱스코팔 효과는 방사선치료가 처음 도입된 시기부터 관찰되었는데, 방사선을 어떤 부위에 조사했을 때 해당 환부와 멀리 떨어진 다른 부위의 암이 줄어들거나 염증이 생기는 현상을 말한다. 이후 여러 연구를 통해 이 신기한 현상이 방사선에 의해 야기된 면역반응 때문이라는 것이 밝혀졌다. 최근에는 암 환자가 여보이를 투여받는 동안 척추 주위에 방사선치료를 받았는데 치료 범위 바깥의 암이 빠르게 줄어들었다는 연구 결과도 보고되었고, 이전에 방사선치료를 받았던 폐암 환자에게서 PD-1 면역항암제의 치료 효과가 더 우수했다는 연구 결과도 있다.

이러한 여러 증거를 바탕으로 방사선치료와 면역항암치료를 병합하는 치료법이 활발히 연구되고 있다. 현재 진행 중인 연구들이 적절한 방사선 조사량과 투여 일정들을 시험 중이므로 아직 완벽한 결론을 내릴 수는 없지만, 방사선치료가 면역항암제의 좋은 파트너가 될 수 있다는 개념 자체는 점차 널리 받아들여지는 추세다.

표적치료제

세포독성 항암제와 마찬가지로 표적치료제 또한 암의 크기를 줄이고, 면역 기능에도 영향을 미칠 수 있다. 현대 의학은 환자와 암 각각의 고유한 특성을 바탕으로 맞춤형 치료의 시대에 접어들었는데, 맞춤형 치료의 선두주자인 표적치료제는 초반에 아주 강력한 항암 반응을 보여주지만 1년여 정도 경과하면 대부분 내성이 생긴다. 표적치료제가 종양 미세환경과 면역세포에 미치는 영향을 좀 더 정확히 알아낼 수 있다면, 표적치료제의 장점인 일시적이지만 강력한 치료 효과와 면역항암제의 장점인 장기적인 치료 효과를 더해 시너지를 낼 수 있지 않을까?

상당수의 표적치료제는 암 내부에서 면역세포의 균형을 바꾸고 암혈관에도 영향을 미치는 것으로 알려져 있다. 가장 대표적인 예는 BRAF 억제제와 MEK 억제제로, BRAF V600 돌연변이를 가진 흑색종 환자는 BRAF 억제제와 MEK 억제제를 동시에 투여했을 때 80~90% 정도의 높은 치료 반응을 보인다. 이러한 환자의 암조직을 분석해보면 치료 후에 gp-100, MART-1과 같은 다양한 암항원의 발현이 늘어나고, 암세포를 인지하는 수지상세포나

T세포가 많이 침투된 현상을 관찰할 수 있다. 게다가 표적치료 후에 여러 염증성 사이토카인이 증가하는 반면, VEGF와 같은 암혈관을 새롭게 제조하는 데 관여하는 인자는 감소하는 것으로 밝혀졌다. 심지어 BRAF 억제제 치료 후에 MDSC나 조절 T세포와 같은 면역억제세포들이 감소하기도 한다. 다만 표적치료제가 유도하는 이런 이로운 면역반응들은 아주 빠르고 역동적으로 변화하기 때문에, 표적치료제와 면역항암제를 사용하는 순서나 타이밍을 정밀하게 결정하는 것이 매우 중요하다.

어떤 표적치료제는 암 내부에서 PD-L1의 발현을 조절하기도 한다. 예를 들어 PARP(Poly ADP-ribose polymerase) 억제제를 사용하면 PD-L1의 발현이 늘어나는 현상에 기반하여 PARP 억제제와 PD-L1 면역항암제인 바벤시오를 함께 투여하는 병합 임상시험이 진행 중이다. 또한 유방암과 위암에 사용되는 표적치료제인 허셉틴(트라스투주맙, HER2 유전자를 표적으로 함)이 PD-L1의 발현을 늘린다는 연구 결과를 바탕으로 허셉틴과 PD-1 또는 PD-L1 면역항암제를 같이 사용하는 병합치료법 또한 유망한 치료 결과를 보여주고 있다.

몇몇 표적치료제는 암혈관을 변화시켜 항암면역반응을 도와주기도 한다. VEGF 또는 VEGFR을 표적으로 하는 표적치료제(혈관신생억제제)들은 과거에는 암조직에 혈액을 공급하는 혈관을 조절하는 약물로만 알려져 있었다. 하지만 면역항암제의 시대에 접어들어 이들이 본래의 역할뿐만 아니라 면역활성화를 유도한다

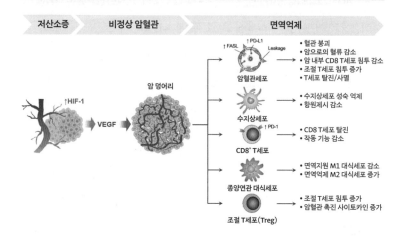

그림 12-1 | 혈관신생억제와 관련된 항암면역 기전 [출처: Lee WS, et al. "Combination of anti-angiogenic therapy and immune checkpoint blockade normalizes vascular-immune crosstalk to potentiate cancer immunity". *Experimental & Molecular Medicine* 2020;51(9):1475-1485.]

는 사실이 밝혀지면서 병합치료의 파트너로 재조명되고 있다. 우리가 최근 발표한 논문에서 혈관신생억제제들은 선천면역에 중요한 수지상세포의 분화와 활성화를 촉진할 뿐만 아니라, 작동 T세포와 같은 면역세포들이 암 내부로 잘 침투할 수 있도록 돕는다는 사실이 확인되었다.

면역항암제와 혈관신생억제제의 조합은 현시점에서 가장 강력하고 효과적인 병합치료법이며 여러 연구가 진행되고 있다. 간암에서는 혈관신생억제제인 아바스틴과 티쎈트릭의 조합이 3상 임상시험에 성공하여 15년 만의 새로운 표준치료로 자리를 잡았다. 신장암에서는 혈관신생억제제인 렌비마와 키트루다의 병합치료, 역시 혈관신생억제제제인 인라이타와 키트루다의 병합치료법 모두 3상 임상시험에서 대성공을 거두고 기존 치료법들을 빠르게 대체해가고 있다. 다만 이러한 강력하고 효과적인 치료법들은 부작용도 필연적으로 동반하는데, 병합치료 이후에 면역활성화로 인한 자가면역질환이 종종 발생하므로 경험 많은 의료진의 감독하에 면밀한 관찰과 치료가 필요하다.

13장

선천면역을
자극하라

선천면역을 자극하는 약제들

선천면역(Innate immunity)은 종양의 면역감시(Immunosurveillance) 와 항암면역반응(Immune response)을 시작하는 데 중요한 역할을 한 다. 그로 인해 선천면역을 자극할 수 있는 약제는 면역항암치료 의 병합치료에서 훌륭한 파트너로 기대를 모으고 있다. 대표적인 예가 암백신, TLR(톨유사수용체), STING과 같은 선천면역증강제, 항암바이러스, 장내미생물 등으로, 이들을 이용하여 선천면역을 자극 및 향상하는 치료 전략이 활발히 연구되고 있다.

그림 13-1 | 선천면역의 다양한 표적들 [출처: Li X, Dai H, et al. "Exploring innate immunity in cancer immunotherapy: opportunities and challenges". *Cellular & Molecular Immunology* 2021;18(6):1607-1609.]

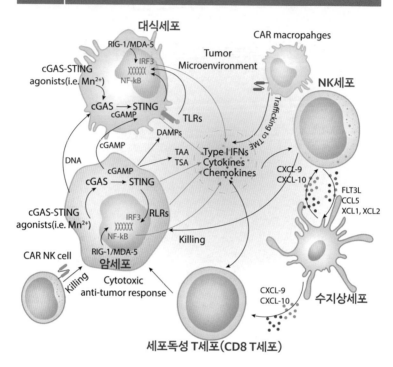

암백신을 이용한 면역 미세환경의 조절

암백신(Cancer vaccine)은 종양 항원이나 용해된 암세포를 체내에 투여하여, 우리 몸의 면역세포가 암을 효과적으로 공격할 수 있도록 교육함으로써 장기적인 항암면역반응을 유도한다. 코로나 바이러스 백신과 마찬가지로 암백신 역시 세포, 펩티드, 단백질,

바이러스, DNA 또는 RNA 등을 이용하여 만들 수 있다. 최근 우리 팀에서도 기존의 암백신에 대한 다양한 연구를 정리하여 발표했지만, 한동안 입지를 잃어가는 듯했던 암백신이 면역항암제가 주목받기 시작하면서 면역항암치료의 좋은 파트너로 기대를 모으고 있다.

세포 기반 암백신은 환자 개개인의 불활성화된 암세포를 항원으로 사용한다. 대표적인 예는 호르몬 치료에도 불구하고 진행하는 전립선암(Castrate-resistant prostate cancer, CRPC) 환자를 대상으로 한 시푸류셀-T(Sipuleucel-T, 상품명 '프로벤지')라는 수지상세포 백신이다. 시푸류셀-T 치료는 환자의 혈액을 채혈하여 말초혈액단핵세포(Peripheral blood mononuclear cell)를 분리하고 PA2024라는 약물을 처리한 후 환자에게 다시 주사하는 과정을 거치게 된다. PA2024에는 전립선암의 항원인 PAP(Prostatic acid phosphatase)와 선천면역세포 활성화 약물인 GM-CSF(Granulocyte macrophage-colony stimulating factor)가 포함되어 있어서 PA2024 처리를 거치면 혈액 내 수지상세포들이 증식 및 활성화된다. 시푸류셀-T는 CRPC, 즉 기존 치료법에 내성을 보이는 전립선암 환자들의 평균 생존 기간을 4개월가량 연장할 수 있었던 점을 바탕으로 2010년 4월 미국 FDA의 승인을 받았다. 이는 최초로 승인된 치료 목적의 암백신이며, 환자 맞춤형 면역항암치료 시대의 서막을 열어준 상징적인 약물이다. 하지만 환자 맞춤형 암백신이었기에 대량생산이 어렵고 생산 비용이 고가라는 한계를 가지고 있었다.

그림 13-2 암백신을 이용한 면역항암치료 전략 [출처: Kim CG, et al. "Combining Cancer Vaccines with Immunotherapy: Establishing a New Immunological Approach". *International Journal of Molecular Sciences* 2021;22(15):8035.]

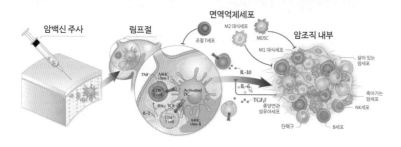

세포가 아닌 다른 방식의 암백신은 이러한 한계를 극복할 수 있을까? 펩티드 기반의 암백신은 면역세포가 인식할 수 있는 종양의 특정 에피토프(epitope, 항원결정기)를 이용하여 20~30개의 아미노산 서열을 활용해 합성 및 제작된다. 펩티드 기반 백신은 비교적 쉽게 만들 수 있고 세포 기반 백신에 비해 안정적이고 안전하지만, 아직 임상시험에서 충분히 그 효과를 입증하지 못했으므로 향후 연구가 필요하다.

유전자 암백신은 DNA 또는 RNA가 항원제시세포에 흡수될 수 있도록 포장하여 주입한다. 항원제시세포가 유전자를 흡수하면 그 유전자에서 종양 특이적인 항원으로 발현되어 종양 특이적 면역반응을 활성화하는 원리다. 이때 항원의 주성분인 단백질이 안정적으로 발현 및 유지되기 위해서는 효과적으로 유전자를 전달하는 방법이 중요한데, 전기 천공법이나 바이러스를 이용한 유전자 전달법이 개발 중이지만 실제 환자에게 적용하기 위해서는 아직 검증이 더 필요하다.

최근에는 암세포 내의 돌연변이로 만들어지는 신생항원을 이용한 암백신도 활발히 개발되고 있다. 차세대 염기서열 분석 기술이 발전하면서 이전에 몇 년씩 걸리던 암세포 시퀀싱이 현재는 1주일 안에 가능하므로, 이제는 일반 세포와 암세포의 유전자를 일대일로 비교하여 암세포에만 존재하는 신생항원을 식별할 수 있게 되었다. 이러한 신생항원을 표적으로 하는 DNA나 RNA, 또는 펩티드를 만든 다음, 항원보강제와 함께 사용하여 개별 맞춤형 암백신을 짧은 시간 안에 만들 수 있다. 신생항원을 이용한 암백신을 환자에게 주사하면 신생항원이 항원제시세포에 의해 림프절로 운반되고 T세포에 제시되어 신생항원에 반응할 수 있는 T세포가 증식한다. 이렇게 증식한 T세포는 혈관을 따라 암 내부로 침투하여 암을 공격하는 항암면역반응을 일으킨다.

최근에 전 세계에서 수행된 많은 연구가 이러한 신생항원 암백신의 잠재적인 가능성과 효능을 입증했다. 신생항원을 섭취한 수지상세포는 실제로 CD8 T세포의 증가를 유도했고, 최근의 연구에서는 컴퓨터 모델링을 이용하여 고위험 암 환자의 신생항원을 식별하는 기술 또한 선보인 바 있다. 한 연구에서는 피부암 환자의 암조직을 분석하여 환자별로 최대 20개의 맞춤형 신생항원 정보를 확보했으며 이를 바탕으로 신생항원들과 면역증강제를 합성한 개인 맞춤형 신생항원 백신의 효과를 보고했는데, 6명의 환자 중 4명이 재발 없이 평균 25개월 이상 생존했음을 밝혔다.

RNA를 기반으로 하는 신생항원 백신도 개발 중으로, 초기 연구에서 신생항원에 대한 강력한 항암면역반응을 보여주었다. 전이성 암이 있는 5명의 환자 중 2명이 백신 단독치료에 효과를 보였고, 그중 1명은 백신과 PD-1 면역항암제 병합치료를 통해 암의 완전관해를 경험했다. 현재까지 환자를 대상으로 시행된 연구들은 비록 소규모라는 한계를 가지고 있지만, 맞춤형 암백신이 암을 공격하는 새로운 무기가 될 수 있음을 충분히 보여주었다.

선천면역증강제 - TLR, STING

우리 팀에서 최근 가장 많은 물질을 검증하고 연구하고 있는 분야 중 하나가 바로 선천면역반응을 강화하기 위해 고안된 선천면역증강제다. TLR(Toll-like receptor, 톨유사수용체)은 직접적으로 선천면역세포의 활성과 세포 대사를 조절한다. TLR 효능제를 이용한 여러 가지 약물이 초기 임상연구에서 진행 중인데, 예를 들어 TLR9을 활성화하는 CMP-001 약물은 다양한 고형암에서 단독치료 또는 병합치료의 효과가 확인되고 있다(NCT03983668, NCT02680184, NCT03618641). 또 다른 TLR9 효능제인 SD-101은 PD-1 면역관문억제제 또는 방사선치료와의 병합치료 효과를 검증하기 위한 임상시험이 진행 중이다(NCT02521870, NCT0292794).

TLR7 효능제 또한 면역항암제, 세포독성 항암제 등과 병합하여 투여하는 임상연구가 진행되고 있다(NCT03276831, NCT01421017).

선천면역을 조절하는 또 다른 단백질로는 STING(Stimulator of interferon genes, 스팅)이 있다. STING은 면역세포와 암세포의 세포질에서 발현되는 단백질로, 세포질 내에 존재하는 비정상적인 DNA를 탐지하는 역할을 하는 일종의 센서다. 죽어가는 암세포에서 방출된 DNA는 수지상세포 내의 STING 단백질에 의해 탐지된다. STING이 활성화되면 우리 몸의 면역세포는 암세포에 대한 경계 상태에 돌입하여, 암세포의 존재를 더 잘 탐지하고 공격할 수 있게 된다. 이러한 STING을 활성화하는 STING 효능제 약물들이 개발 중인데, 노바티스사의 MIW815(ADU-S100), MSD사의 MK-1454 등이 대표적이다. STING 효능제는 단독치료로도 효과를 보여주지만 PD-1 면역항암제와 병합 투여했을 때 더 강력한 효과를 보여주기 때문에 현재 병합치료를 주제로 한 임상시험이 다양하게 진행되고 있다. 1세대 STING 효능제들은 주사를 통해 종양 내에 직접 투여해야 하는 번거로움이 있었는데, 현재 정맥 투여가 가능하게 개선된 2세대 STING 약물들이 속속 개발되고 있다.

항암바이러스

우리가 이미 여러 차례 학계에 발표한 바 있는 치료 전략으로, 바이러스를 이용하여 암에 대한 항암면역반응을 강화하고 면역항암제의 효과를 높이는 방법이다. 항암바이러스(Oncolytic virus)는 다양한 방식으로 암세포를 공격한다. 먼저 암세포에 선택적으로 감염되어 암세포 내에서 복제됨과 동시에 암세포를 식섭 파괴한다. 또한 이 과정에서 분비되는 사이토카인들은 선천면역과 적응면역 모두를 강화한다. 그 결과, 항암바이러스 치료 후 암조직 내부에 암세포를 공격하는 종양 특이적인 CD8 T세포의 수가 급증한다. 그뿐만 아니라 일부 항암바이러스는 암혈관을 파괴하여 암으로 가는 혈류를 막아 암을 고시시킨다. 이러한 여러 기선을 통

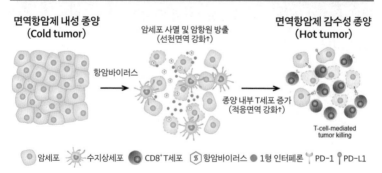

그림 13-3 항암바이러스를 이용한 면역항암치료법 [출처: Oh CM, Hong JC, Kim C. "Combination immunotherapy using oncolytic virus for the treatment of advanced solid tumors". *International Journal of Molecular Sciences* 2020;21(20):7743.]

면역항암제 내성 종양
(Cold tumor)

암세포 사멸 및 암항원 방출
(선천면역 강화↑)

면역항암제 감수성 종양
(Hot tumor)

항암바이러스

종양 내부 T세포 증가
(적응면역 강화↑)

T-cell-mediated
tumor killing

● 암세포　　※수지상세포　● CD8⁺T세포　Ⓢ항암바이러스　● 1형 인터페론　Ŷ PD-1　Ŷ PD-L1

해 면역항암치료에 내성을 가진 비염증성 종양(non-inflammed tumor)을 면역항암치료에 감수성을 가지는 염증성 종양(inflammed tumor)으로 전환할 수 있기 때문에 최근 면역항암제의 파트너로 큰 관심을 받고 있다.

티벡(Talimogene laherparepvec, T-vec)은 미국 FDA와 유럽의약품청(European Medicine Agency, EMA)에서 2015년 12월 최초로 승인된 항암바이러스다. 티벡은 단순 헤르페스바이러스(Herpes Simplex Virus)의 유전자를 조작하여 신경독성 인자인 ICP34.5가 제거되고, 항원제시세포 자극인자인 GM-CSF가 삽입된 형태의 항암바이러스다. OPTiM 3상 임상시험에서 수술이 불가능한 3기B 또는 4기 흑색종 환자의 생존 기간이 4.4개월 연장되었음을 입증한 바 있다. 다만 암이 상당히 진행되어 이전에 다른 치료를 많이 받았던 환자에게는 티벡의 효과가 떨어졌으므로, 티벡과 PD-1 면역항암제인 키트루다를 병용하는 치료법이 개발 중이다.

이와 유사하게 아데노바이러스 기반 항암바이러스인 ON-COS-102는 수지상세포와 같은 선천성 면역계를 활성화한다. ONCOS-102는 단독 사용으로 항암 효과를 보였고, 면역항암 효과를 강화하고 면역억제세포를 없애기 위해 사이클로포스파미드와 함께 병용하는 치료법이 개발되고 있다. 현재 ONCOS-102의 효과를 확인하기 위한 연구들이 흑색종, 전립선암, 진행성 복막 악성 종양에서 진행 중이다. 이 밖에도 백시니아바이러스, 홍역바이러스, 콕사키바이러스, 소아마비바이러스를 비롯해 다양한 항암바이러스들의 면역항암치료제 가능성이 활발하게 연구되고 있다.

장내 마이크로바이옴 유전체 변경

면역반응을 조절하는 중요한 인자 중 하나는 장내에 존재하는 미생물 군집이다. 인간의 몸 안에 존재하는 미생물 전체를 마이크로바이옴(Microbiome)이라고 부르는데, 마이크로바이옴의 수는 인간의 전체 세포 수보다도 많으며, 체중의 약 1~3%를 차지하는 것으로 알려져 있다. 대부분의 마이크로바이옴은 인간과 공생하면서 우리 몸의 면역반응을 조절한다. 암 환자 개개인은 저마다 다른 생활환경, 식습관, 항생제 노출 정도를 가지고 있기에 환자마다 마이크로바이옴의 구성이 다를 수밖에 없는데, 최신 연구를 통해 환자의 소화기관 내에 살고 있는 박테리아가 면역항암제와 같은 항암치료의 효과에 영향을 미칠 수 있다는 사실이 알려졌다.

장내미생물들은 여러 기전을 통해 항암면역반응을 조절한다. 먼저 암에 존재하는 것과 비슷한 종류의 항원을 가지고 있어서 항암면역반응에 영향을 미친다. 또한 장내미생물의 존재 자체가 장내 수지상세포를 자극하여 사이토카인을 분비하게 하고, 이렇게 분비된 사이토카인이 혈액을 순환하는 림프구 세포들을 활성

3부_면역항암치료의 미래 전망

화할 수 있다. 동물실험 결과 특정 종류의 미생물들이 존재할 때 PD-1 면역항암제가 더욱 효과적일 수 있다는 것이 확인되었으나, 사람에게서도 동일한 결과가 재현되는지는 세밀하고 추가적인 검증이 필요하다. 또한 광범위 항생제를 장기간 쓰면 장내미생물의 균형이 깨지면서 면역항암제의 치료 효과가 줄어들 수 있다는 연구 결과도 있다. 하지만 이러한 현상이 항생제에 의한 직접적인 결과인지, 아니면 광범위 항생제를 써야 할 정도로 환자의 전신 상태가 좋지 못해서인지는 명확하지 않다.

면역항암제 치료에 반응이 좋은 환자들의 대변에서는 비피도박테리아, 장구균, 아커만시아 및 루미노코커스 같은 세균들이 더 많이 발견되었다. 또한 일부 동물실험에서 면역치료에 잘 반응하는 생쥐의 분변을 채취하여 암이 있는 다른 생쥐의 장내에 이식했을 때 면역항암제 치료 반응이 개선되었다는 연구 결과도 있다. 다만 이러한 결과는 연구들 간에도 차이가 많은 편이므로, 어떤 균주가 면역항암제에 더 이로운지에 대해서 정확히 결론 내리기는 어려운 실정이다. 때문에 암 환자들이 소수의 단편적인 연구 결과에 근거해서 특정한 균주를 과량 복용하는 것은 자칫 해로울 수 있다.

최근에 흑색종 환자들을 대상으로 수행된 연구에서는 시판된 유산균을 과량 복용했을 때 장내미생물의 다양성이 줄어들어서 오히려 면역항암제의 치료 효과가 감소했다는 결과를 보고한 바 있다. 따라서 장내 마이크로바이옴이 항암면역반응에 중요한 것은 사실이지만 마이크로바이옴의 종류, 수량, 투여 방법 등에 대해서는 많은 연구가 선결되어야만 할 것이다.

14장

브레이크와
액셀러레이터

암이 밟고 있는
면역 브레이크를 풀어라

지난 수십 년간 면역항암치료가 실패해왔던 것은 면역반응의 멈춤과 가속, 쉽게 표현해 브레이크와 액셀러레이터에 대한 이해가 부족한 데에서 기인한다. 면역을 증강할 수 있는 면역세포와 사이토카인 투여가 암 치료에 도움을 줄 것이라고 기대하면서 열심히 면역 가속 페달을 밟아왔다. 하지만 브레이크에 묵직한 바위가 올라 있다면 아무리 액셀러레이터를 밟아도 자동차가 앞으로 나갈 수 없는 것처럼 그 결과는 좋지 못했다. 지금의 면역항암치료에 대한 지식의 축적과 거듭되는 발견들은 엉뚱하게도 암이 온 힘을 다해 밟고 있던 면역 브레이크를 풀어주는 작업이 우선이라는 사실을 알려주었다. 이러한 획기적인 발상의 전환은 앞선 장들에서 언급했듯이 암의 기원과 생물학적 특징들에 대한 비밀들이 하나씩 드러나면서 비로소 가능해졌다.

억제면역관문들의 차단

CTLA-4와 PD-1 및 PD-L1 면역관문억제제의 성공을 바탕으로 다른 면역관문 단백질들에 대한 전임상과 임상연구가 광범위하게 진행되고 있다. 이른바 암이 밟고 있는 브레이크에서 발을 떼는, 억제면역관문들의 차단(Blocking inhibitory checkpoints) 전략이다.

LAG-3(Lymphocyte-activation gene 3)는 작동 T세포와 조절 T세포에서 발현되는 면역관문 단백질로, 리간드(Ligand)인 MHC class II 단백질에 결합하면 PD-1과 유사한 방식으로 작동 T세포의 기능이 억제되기 때문에 전체적인 항암면역반응이 저해된다. LAG-3에 대한 면역관문억제제는 현재까지 가장 많이 연구된 신약 중 하나이다. 동물실험에서 LAG-3 면역관문억제제로 LAG-3를 차단하면 암의 성장을 억제할 뿐만 아니라 PD-1 면역항암제와 시너지 효과를 보였기에 LAG-3 면역관문억제제는 면역항암제로 활용될 가능성이 높다.

현재 LAG-3의 단독 또는 다른 면역관문억제제와의 병합치료에 대한 60여 개의 임상시험이 진행 중이며, 그중 하나가 2022년 1월 〈New England Journal of Medicine〉에 발표되었다. 이전에 치료받은 적이 없었던 진행성 흑색종 환자들에게서 LAG-3 억제제

(Relatlimab, 렐라트리맙)와 옵디보 병합치료를 시행한 결과, 옵디보 단독치료군보다 우수한 무진행 생존율*을 보였다. 이 결과를 바탕으로 렐라트리맙은 우선심의를 받고 2022년 3월 18일 미국 FDA의 승인을 받게 되었다. 이로써 CTLA-4, PD-1, PD-L1 면역항암제가 도입된 이후 처음으로 새로운 종류의 면역관문억제제가 승인받게 된 셈이다. 이러한 고무적인 결과에 뒤따라, 향후 LAG-3 면역항암제 연구가 더욱 활발해질 것으로 기대된다.

　　TIGIT(T cell immunoreceptor with Ig and ITIM domains)는 새롭게 떠오르고 있는 면역항암 표적이다. TIGIT는 T세포와 NK세포 표면

표 14-1	LAG-3를 표적하는 면역항암제 개발 현황(2022년 2월 기준)		
약물명	개발사	예상 적응증	현재 개발 상태
렐라트리맙 (Relatlimab, BMS-986213)	BMS	흑색종, 폐암, 간암, 대장암	2·3상 임상 성공, FDA 승인
레라미리맙 (Leramilimab, LAG525)	노바티스	흑색종, 유방암	2상 임상 중
파베제리맙 (Favezelimab, MK-4280)	머크	폐암, 신장암, 혈액암	2상 임상 중
BI 754111	베링거 잉겔하임	고형암	1상 임상 중
INCAGN2385	인사이트	고형암	1상 임상중
피안리맙 (Fianlimab, REGN-3767)	리제네론	고형암	1상 임상중

---

* 질병이 악화하지 않은 채로 환자가 생존해 있는 기간을 뜻한다.

에 존재하며, 암세포와 수지상세포에 존재하는 CD155(PVR) 또는 CD122(PVRL2)에 결합한다. TIGIT는 다음과 같이 다양한 방식으로 면역억제를 유도한다.

TIGIT의 면역억제 유도 방식
- TIGIT가 암세포나 수지상세포의 CD155와 결합하면 T세포에 직접적인 면역억제 신호를 전달한다.
- TIGIT가 수지상세포 표면의 CD155와 결합하면 IL-10 분비를 유도하고, IL-12 생산을 감소시켜 간접적으로 T세포의 기능을 억제한다.
- TIGIT는 CD226보다 CD155에 더 강하게 결합하여, CD226의 동종이합체 형성(homodimerization)을 억제해 CD226에 의한 T세포 활성화를 방해한다.
- 조절 T세포 내부의 TIGIT 신호경로가 조절 T세포의 면역억제 기능을 증강시킨다.
- 장내미생물의 일종인 퓨소박테리움 뉴클레아툼에 존재하는 Fap2 단백이 TIGIT에 결합하여 T세포의 기능을 저해한다.

이렇게 TIGIT는 면역억제 물질이므로 TIGIT 항체를 이용해 TIGIT를 차단하면 T세포에 의한 항암면역반응을 강화할 수 있으며 암의 진행을 억제할 수 있다. 다만 TIGIT 단독치료만으로는 효능이 부족하기에, TIGIT 면역항암제를 PD-1 또는 PD-L1 면역항암제와 같이 사용하는 병용치료법이 활발히 개발되고 있다. 여러 회사가 TIGIT 면역항암제 개발 경쟁을 하고 있는데, 티라골루맙(Tiragolumab)을 개발 중인 로슈와 비보스톨리맙(Vibostolimab)을 개발 중인 MSD가 경쟁에 가장 앞서 있다.

2021년 가을, 폐암 환자를 대상으로 한 티라골루맙 2상 임상시

표 14-2	TIGIT를 표적하는 면역항암제 개발 현황(2022년 2월 기준)		
약물명	개발사	예상 적응증	현재 개발 상태
티라골루맙 (Tiragolumab)	로슈	비소세포폐암, 소세포폐암, 위암, 식도암	3상 임상 중
비보스톨리맙 (Vibostolimab)	MSD	비소세포폐암, 흑색종	3상 임상 중
BMS-986207	BMS	다발성 골수종	1·2상 임상 중
AB154	아커스 바이오사이언스	비소세포폐암, 고형암	2상 임상 중
BGB-A1217	베이진	비소세포폐암, 식도암, 자궁경부암	2상 임상 중
M6223	EMD Serono	고형암	1상 임상 중
ASP8374	아스텔라스	고형암	1상 임상 중

험(CITYSCAPE) 결과가 발표되었다. 이 연구에서 티라골루맙과 티쎈트릭의 병용치료는 반응률 38.8%에 무신행 생존 기간은 23.2개월로, 티쎈트릭 단독치료의 반응률 20.6%에 무진행 생존 기간 14.5개월보다 우월한 결과를 보여주었다. 이러한 결과를 바탕으로 티라골루맙은 혁신의약품으로 지정받았으며, 향후 최종 결과가 기대된다. MSD도 로슈의 뒤를 바짝 뒤쫓고 있는데, MSD의 차세대 TIGIT 면역항암제인 비보스톨리맙은 PD-1 면역항암제 키트루다를 함께 사용되었을 때 PD-L1 양성 암 환자에게서 46%의 반응률과 8.4개월의 무진행 생존 기간을 보여주었다. 현재까지의 임상진행 상황을 볼 때, TIGIT는 LAG-3 다음으로 승인될 가능성이 가장 높은 유망한 면역항암 표적으로 기대된다.

다른 면역관문 표적물질로 T세포 고갈을 매개하는 TIM-3(T cell immunoglobulin and mucin-domain-containing molecule-3)가 있는데, 이는 다양한 유형의 면역세포에서 발현되는 것으로 알려져 있다. 수많은 리간드를 가지고 있으며 갈렉틴 9(Galectin 9)과 결합하여 T세포 사멸을 유도하고, CEACAM1(CEA Cell Adhesion Molecule 1)과 결합하여 면역관용(Immune tolerance)*을 촉진한다. 포스파티딜세린(PtdSer)과 HMGB1과 같은 다른 리간드들에 결합하면 대표적인 항원제시세포인 수지상세포의 항원 감지와 제시 기능에도 나쁜 영향을 주는 것으로 알려져 있다.

실제 암조직 내부에 있는 림프구에서 TIM-3가 많이 발현될 경우, 여러 다양한 암에서 나쁜 예후와 관련된 것으로 알려져 있다. 폐암의 전임상연구를 통해 TIM-3의 증가가 PD-1 면역관문억제제에 대한 후천적 내성 기전일 수 있다는 결과도 보고된 바 있다. 따라서 TIM-3를 차단하는 면역관문억제제 개발의 필요성이 대두되었고, 실제로 이를 투여했을 때 CD8⁺ T세포를 활성화하여 항암 사이토카인인 IFN-γ의 분비를 촉진할 수 있다는 연구 결과가 발표되었다. TIM-3 면역관문억제제는 여러 전임상시험에서 CTLA-4 또는 PD-1 면역관문억제제와 병합치료 시 더 강력한 면역항암 효과를 유도할 수 있다는 것이 증명되어, 현재 수많은 임

• 적을 제거해야 하는 면역계가 나쁜 항원이 아니거나 상재균일 때 적으로 간주하지 않아 반응이 없는 현상을 말한다.

상시험을 통해 실제 환자에게서 치료 효과를 검증하는 중이다.

면역자극 경로 활성화

면역관문을 차단하여 항암면역반응을 유도하는 작업만큼이나 중요한 것이 액셀러레이터를 밟는 것, 즉 면역자극 인자를 활성화(activating stimulatory pathways)하는 것이며 그러한 역할을 하는 면역항암제들 역시 활발히 개발되고 있다.

첫 시도는 테랄리주맙(Theralizumab, TGN1412)으로 이는 면역활성에 중요한 역할을 하는 CD28 분자를 자극하는 항체 신약이다. 다만 면역활성 분자를 자극하여 항암면역반응을 유도하면 암의 성장은 효과적으로 억제되지만, 약물을 투여받은 환자에게 과도한 면역활성화 및 사이토카인 스톰이 발생하여 치명적인 다발성 장기 부전을 유발하는 사례가 드물게 보고되었다. 이러한 부작용 때문에 면역자극 경로 활성화를 통한 암 치료법에 회의적인 시각도 존재하는 것이 사실이다. 하지만 최근 들어 다른 면역자극물질의 연구를 통해 새로운 돌파구가 발표되고 있다.

대표적인 예가 유도가능공동자극단백질(ICOS), CD40, TLR(톨유사수용체) 및 OX40 등이다. ICOS는 CD28 단백질 슈퍼패밀리에 속하며, 활성화된 T세포에서 발현하는 단백질이다. T세포(Teff) 활성화, B세포와의 상호작용, 조절 T세포(Treg) 침투와 같은 다양한 면역세포의 기능 조절에 관여한다. 피부암 동물실험에서 ICOS 압타머 작용제를 CTLA-4 면역항암제와 함께 투여했을 때 치료 효과의 향상을 보였고, 최근 ICOS 항체 신약과 PD-1 면역항암제를 병용하는 치료법이 초기 임상시험을 통해 연구 중이다.

OX40은 TNF 수용체의 슈퍼패밀리로, T세포의 활성화·생존·증식·기능을 향상한다. 또한 면역을 억제하는 조절 T세포의 기능을 억제하므로 결과적으로 T세포 면역을 활성화할 수 있다. 이러한 특징 때문에 OX40 분자를 표적으로 삼는 치료제 개발이 진행되고 있다. 다만 단독치료제로 사용될 때 OX40 작용제의 면역 자극 효과는 미미하므로 기존에 사용 중인 PD-1이나 CTLA-4 면역항암제의 효과를 높이는 병합치료 약물의 역할이 기대되고 있다.

면역활성의 핵심 기전 중 하나는 사이토카인의 증강인데, 이에 기초하여 초기의 면역요법은 사이토카인인 인터페론 알파(IFN-α)와 인터류킨-2(IL-2)를 직접 투여하는 방식이었다(3장 참조). 두 치료법 모두 10% 내외의 적은 환자에게 약간의 효과를 나낸 데다, 심각한 부작용을 야기했다. 이러한 초기 치료법들은 빈대 잡으려고 초가삼간을 태우는 것과 같았으므로 임상적으로 폭넓게 적용하기 어려웠다. 그러나 기술의 발달로 부작용을 최소화하면서 사이토카인을 투여하여 T세포 면역반응을 향상하려는 새로운 방법들이 개발되었다. 예를 들어 넥타르 테라퓨틱스의 NKTR-214는 인터류킨-2 사이토카인보다 적은 독성 함량으로 설계되었으며 약물의 반감기를 늘리는 PEG를 접합한 신약으로, 진행성 암 환자를 대상으로 한 1상 임상시험에서 안전성을 보여주었을 뿐만 아니라 조직 분석 결과 면역활성 효과가 입증되었다. 이러한 NKTR-214는 현재 PD-1 면역항암제, CTLA-4 면역항암제와 함께 병합치료제로 임상시험이 진행 중이다.

사이토카인을 이용한 새로운 치료법으로 인터류킨-7(IL-7)을 표적으로 하는 방법도 개발 중이다. IL-7은 T세포의 증식·생존·활성에 중요한 성장인자다. T세포의 수가 적을 때 T세포를 증식시켜 양적 증가를 촉진하는 역할을 한다. 하이루킨-7(Hyleukin-7)은 이러한 IL-7을 유전자 조작을 통해 개발한 신약으로, IL-7의 안정성을 강화하고 반감기를 늘려 체내에서 더 오랫동안 T세포 기능 및 다양성을 향상한다. 하이루킨-7 역시 동물실험에서 PD-1 면역항암제의 효과를 강화한 결과를 바탕으로 현재 환자를 대상으로 임상시험이 진행되고 있다.

T세포를 활성화하는 또 다른 전략은 이중특이성 항체(Bispecific antibody)를 사용하는 것이다. 가장 먼저 개발된 약물은 B세포 백혈병 환자에 사용된 블리나투모맙(Blinatumomab)이다. 블리나투모맙은 T세포의 CD3와 백혈병 세포의 CD19에 동시에 결합하는 이중특이성 항체로, T세포가 암세포를 잘 인식하고 T세포의 활성화를 도와 암을 공격하게 한다.

후성유전학적 조절 방법

후성유전학적 변형(epigenetic modification)은 암항원의 발현을 억제하여, 면역계가 암을 인식하는 것을 방해한다. 적의 정보(암항원)를 얻어야 교육 및 훈련을 통해 공격할 텐데, 정보를 좀처럼 입수하기 힘든 형국이다. 전형적인 예로 암-고환 및 암 생식계열 항원인 NY-ESO-1을 들 수 있다. NY-ESO-1은 생식세포와 태반 및 일부 종양 조직에서 발현되며, 강력한 면역원성을 가지므로 면역항암치료의 주요 표적 중의 하나로 알려져 있다. 하지만 그 발현 정도가 암마다 크게 차이가 나는데, 종양 내에서 NY-ESO-1의 발현은 DNA 메틸화에 의해 하향 조절되고 히스톤 아세틸화에 의해 상향 조절된다. 탈메틸화제는 암세포 내에서 NY-ESO-1의 발현을 증가해 암의 면역원성을 향상하고, 그 결과로 CD8$^+$ T세포의 항암면역반응을 유도한다.

난소암 동물실험에서 케모카인의 후성유전학적 조절은 T세포가 종양 내로 이동하는 것(trafficking)을 조절하는 것으로 알려져 있으며, 이 과정에서 Th1 유형 케모카인인 CXCL9, CXCL10이 관여한다. 따라서 후성유전학 조절제인 DNA 메틸트랜스퍼라제 또는 히스톤 탈아세틸화효소(HDAC) 억제제를 면역관문억제제나 다른 면역항암치료법과 병합하는 방법은 향후 집중적으로 연구될 필요가 있다. 특히 5-aza-2'-deoxycytidine과 같은 저메틸화제를 PD-L1 및 CTLA-4 면역항암제와 병합하는 치료법 또한 연구되고 있다.

후성유전학적 조절은 항원 발현 이외에도 T세포의 작동 기능을 향상하여 항암면역반응에 도움을 줄 수 있다. 종양 내부에 존재하는 상당수의 T세포는 암에 의해 기능이 소진(exhausted)된 상태인데, 후성유전학적 치료를 통해 염색질(chromatin)을 재구성하여 소진한 T세포를 다시 활성화할 수 있다는 사실이 밝혀져 있다. 예를 들어 HDAC 억제제는 T세포의 활성화 유도 사멸을 억제하며, 동물실험에서 면역관문억제제와 HDAC 억제제를 병용했을 때 T세포의 사멸을 방지하고 항암면역반응을 향상할 수 있었다.

후성유전학적 조절은 T세포 외에 다른 염증세포의 활성화에도 중요하다. 에를 들어 IFN-γ는 대식세포에 후성유전학적인 변화를 일으켜 염증 표현형을 촉진하고 항염증 신호를 억제한다. 이상과 같은 다양한 연구 결과들을 종합해볼 때, 후성유전학 조절과 연관된 약물과 면역항암제를 병용하는 치료법의 가능성이 매우 유망함을 알 수 있다.

다양한 면역억제인자 극복법

암조직 안에는 항암면역에 대한 내성을 유발하는 다양한 면역억제세포들이 존재하는데, 골수유래억제세포인 MDSC, 조절 T

세포, 종양연관 대식세포(Tumor-associated macrophage, TAM) 등을 예로 들 수 있다.

MDSC는 염증으로 인한 조직 손상을 막기 위해 암과 같은 만성 염증 상태에서 발생하는 골수유래세포다. MDSC는 산화질소, 사이토카인 및 활성산소를 생성하여 항원 특이적 및 비특이적 기전을 통해 T세포를 직접적으로 억제한다. 그 밖에도 비정상적인 암혈관을 만들어 암의 전이를 촉진하고, 면역항암제를 포함하여 다양한 항암제가 암조직 내부로 전달되는 것을 방해한다. 당연히 대부분의 고형암 환자에서 암조직 내에 MDSC가 많이 존재할수록 더 나쁜 예후를 보이는 경우가 많다. PDE5 억제제인 타다라필과 ATRA(All-trans-retinoic acid)를 포함한 여러 FDA 승인 약제는 암 환자의 MDSC를 감소시키는 것을 주된 기전으로 삼는다. 실제 동물실험에서도 세포독성 항암제인 젬시타빈이 체내 MDSC를 고갈시키고 항암면역반응을 향상시킬 수 있다는 연구 결과가 보고된 바 있다. 그 외에 PI3K-χ, CSF-1R, STAT3 또한 MDSC를 선택적으로 억제하기 위한 다양한 표적들이다. Liver X receptor(LXR) 증강제나 LXRβ 작용제인 RGX-104를 이용해 MDSC를 억제하려는 다양한 연구가 현재 활발하게 진행되고 있다.

면역세포 중에서 조절 T세포(Regulatory T cell, Treg)는 과민한 면역반응을 억제하는 역할을 한다. 조절 T세포는 자가항원에 대한 면역관용을 갖게 하며, 환경 내에 존재하는 해롭지 않은 항원이

나 상재균에 대한 면역반응을 억제한다. 조절 T세포는 높은 친화력으로 IL-2에 결합하여 T세포의 반응을 대부분 억제함으로써 작동 T세포에 대한 IL-2의 유효성을 제한한다. 또한 CTLA-4 발현을 유도하고, IL-10을 포함한 면역억제성 사이토카인 생산을 촉진한다. 동물실험에서는 CTLA-4 면역항암제를 투여했을 때 항체 의존적 세포독성을 통해 종양 미세환경 내에서 조절 T세포를 선택적으로 고갈할 수 있다는 결과가 보고되었다. 이는 CTLA-4 면역항암제가 항암면역반응을 유발하는 중요한 기전일 수 있다는 점을 시사한다. 다만 이러한 결과는 동물실험에서 확인된 것으로, 실제 임상에서 사용 중인 여보이와 같은 면역항암제는 치료 후 조절 T세포의 고갈이 완전히 입증되지 않아 추가적인 연구가 더 필요할 것으로 보인다.

조절 T세포를 억제하기 위해 '글루코코르티코이드 유도 종양 괴사 인자 수용체 관련 단백질(Glucocorticoid-induced TNFR-related protein, GITR)'을 표적으로 하는 약물들 또한 개발 중이다. GITR 자극 항체 신약은 조절 T세포의 기능을 억제하고, CD8 T세포의 기능을 증강시켜 암세포를 죽일 수 있다는 사실이 규명된 상태다. 이러한 GITR 항체 신약의 효과는 PD-1 면역항암제와 같이 병합 투여했을 때 더욱 강력하므로 이를 이용한 임상시험들이 현재 진행 중이다.

15장

세포치료제

입양세포치료

14장에서 살펴본 것처럼 면역항암치료법들은 약물을 이용해 우리 몸 안에 원래 존재하고 있던 면역세포를 양적·질적으로 강화하는 방법을 기본으로 하지만, 이와는 전혀 다른 개념의 접근법 또한 존재한다. 바로 암세포를 공격할 수 있는 면역세포를 몸 밖에서 조작한 다음 환자에게 주입하는 방법이다. 이를 '입양세포치료(Adoptive cell therapy)'라 한다. 이때 사용하는 림프구는 체외에서 배양되므로 암 내부에 존재하는 항암제 내성이나 면역치료 내성을 유발하는 미세환경 신호에 노출되지 않아, 주입 시 암항원에 강력한 면역반응을 보일 수 있다. 더욱이 특정 암항원에 대한 세포를 적절히 선택하고 확장할 수 있어서 암과 가장 관련 있는 작동 면역세포에 주력할 수 있다는 장점을 갖는다. 현재 TIL

치료법, CAR-T세포 치료법, TCR 치료법 등 3가지 유형의 입양 세포치료가 가장 활발히 연구되고 있다.

TIL(종양침투림프구) 치료법

암조직 내부에 림프구가 많을수록 더 유리한 종양 미세환경을 가지고 있음을 시사하며, 따라서 환자의 예후는 더 좋기 마련이다. 그로 인해 수십 년 전부터 TIL(Tumor infiltrating lymphocyte, 종양침투림프구)을 환자에게 주사하여 암을 치료하려는 많은 시도가 있었다. TIL 치료를 위해서는 환자의 암조직을 떼어낸 다음 거기에서 림프구만을 분리배양하고, 특정 암항원과의 반응을 검사해야 한다(그림 15-1). 만약 특정 림프구가 암항원과 강한 면역반응을 보이면 해당 림프구를 실험실에서 대량으로 배양하여 환자에게 재주입한다.

초창기 TIL 치료법은 암항원 특이적인 림프구를 선별하고 주입하여 소수의 환자에게서 치료 반응을 확인할 수 있었다. 하지만 최근의 TIL 치료에는 TIL을 주입하기 전 환자의 종양 미세환경을 유리하게 조절하는 법과 TIL 주입 후 TIL의 활성화를 지속적으로 유지하기 위한 법과 같이, TIL 치료의 효과를 극대화하기 위한 연구들이 함께 진행되고 있다. 현재까지의 연구에서는 TIL을 주입하기 전에 사이클로포스파미드와 같은 항암치료를

| 그림 15-1 | TIL 치료법 |

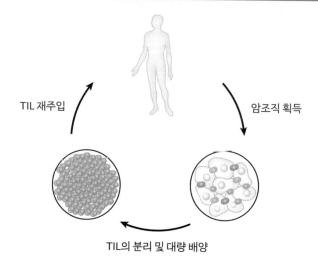

TIL 재주입

암조직 획득

TIL의 분리 및 대량 배양

하거나, 전신 방사선치료를 하는 것이 효과적인 것으로 보고되었다. 또한 TIL을 주입하고 난 다음 림프구의 체내 확장을 위해 사이토카인인 IL-2를 사용하기도 하는데, 이 경우 IL-2에 의해 감기와 비슷한 발열, 오한 증상이나 모세관누출증후군이라는 심각한 부작용이 발생할 수 있어서 주의해야 한다(3장 참조). 따라서 전신 상태가 좋지 않은 환자는 TIL 치료법을 견디기 힘들 수 있다. 또한 TIL 치료법 이전에 시행받은 항암치료가 치료를 방해할 수 있는데, 한 연구에 따르면 TIL 수확 30일 이내에 항암치료를 받았던 환자의 약 절반에서 충분한 양의 TIL 수확에 실패했다고 한다.

흑색종을 대상으로 한 초기 임상시험은 TIL 치료법의 가능성을 열어주었다. TIL 치료법과 IL-2 사이토카인 치료를 함께 받은 전이성 흑색종 환자 93명을 대상으로 한 임상시험 3건의 전체 반응률은 49%~72%였으며, 이 중 19명의 환자에게서 치료 반응이 장기간 지속되었다. 또한 이전에 여러 치료에 실패한 흑색종 환자를 대상으로 TIL 치료법을 시도한 연구에서는 이전에 PD-1 면역항암제로 치료받은 과거력이 있더라도 특별한 부작용 없이 TIL 치료법을 잘 시행받을 수 있다는 사실이 밝혀졌다.

향후 인공지능과 같은 컴퓨터 기술의 발달로 암항원의 특성과 그에 대항하는 TIL을 더욱 잘 예단할 수 있게 된다면, 면역항암제에 내성을 보이는 암 환자에게도 효과적인 TIL 치료법 개발이 가능해질 것으로 기대된다.

CAR-T세포 치료법

TIL 치료법이 암조직에서 림프구를 추출하여 분리배양을 거친 후 환자에게 재주입하는 방식인 데 비해, CAR-T세포 치료법(Chimeric Antigen Receptor T-cell therapy)은 환자의 T세포를 추출하여 유전자 재조합 기술을 통해 특정한 키메라 항원 수용체(Chimeric antigen receptor, CAR)를 발현하도록 조작한 다음 재주입하는 치료법이다(그림 15-2). CAR의 C는 키메라(Chimera)를 뜻하는데, 그리스

그림 15-2 | CAR-T세포 치료법의 세대별 발전

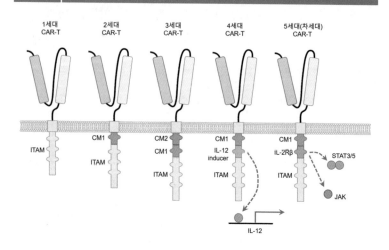

신화의 키메라처럼 각기 다른 부분의 유전자를 결합하여 암세
포와 반응하는 인위적인 단백질을 만들었음을 의미한다. 최초의
CAR-T세포 치료법은 약 30여 년 전에 개발되었고, 당시 CAR는
암항원을 인식할 수 있는 항체의 일부분(ScFv)과 T세포의 신호전
달 도메인(CD3ζ)을 결합한 형태였다. 이러한 초창기 CAR-T세포
치료법은 자체적으로 충분한 면역반응을 나타내지 못했으며, 인
위적으로 IL-2를 주입해야만 부분적인 효과를 보여주었다.

　이러한 약점을 극복하기 위해 2세대 CAR-T세포 치료법이 개
발되었다. CD28, 4-1BB, OX40와 같은 보조자극 분자들을 한
개 추가함으로써 T세포의 증식 능력, 살상 능력, 생존력 모두가
대폭 상승했다. 더 나아가 3세대 CAR-T세포 치료법에서는 두

가지의 보조자극 분자들을 추가하여, 적은 수의 CAR-T세포를 투여해도 더욱 효과적으로 세포가 증식하여 장기간 암을 공격할 수 있게 되었다. 특히 암세포만을 인식하는 능력 또한 향상시켜, 정상 세포를 공격하는 부작용 또한 줄일 수 있도록 진일보했다. 4세대 CAR-T세포 치료제는 2세대를 기반으로 하되, IL-12와 같은 사이토카인을 발현하도록 디자인되었다. 4세대 CAR-T세포는 사이토카인의 분비를 통해 암세포의 사멸을 촉진하며, TRUCK(T cells redirected for universal cytokine-mediated killing)라고 불리기도 한다. 5세대 CAR-T세포 치료제는 2세대를 기반으로 현재 개발되고 있는데, 전사인자인 STAT3가 결합할 수 있는 IL-2 수용체 베타체인의 도메인을 포함하고 있다. 따라서 5세대 CAR-T는 T세포 수용체, 공동자극인자, 사이토카인 신호경로 모두를 자극할 수 있으므로 T세포의 활성화와 증식을 최대한으로 이끌어낼 수 있다.

현재까지 CAR-T세포 치료제는 고형암을 겨냥하는 다른 면역항암제와 달리 백혈병과 같은 혈액암에서 주로 효과를 보인다. CD19를 표적으로 하는 CAR-T세포는 B-ALL뿐만 아니라 특정 B세포 림프종을 포함하는 치료제로 FDA의 승인을 받았다. 대표적인 약제로서 액시캡타겐 실로류셀(Axicabtagene ciloleucel, 상품명 '예스카타')은 CD28 공동자극분자에 결합하며, 티사젠렉류셀(Tisagenlecleucel, 상품명 '킴리아')은 4-1BB 공동자극 분자에 결합한다.

CAR-T세포는 강력한 항암면역반응을 유도하지만 그 대가로

상당한 독성이 나타날 수 있다. 사이토카인 방출 증후군(Cytokine release syndrome)은 CAR-T세포로 치료받은 환자의 약 55%에게서 나타나며, 신경독성 또한 30~40%의 환자에게서 보고되었다. CAR-T세포 치료법과 관련한 사망률은 약 15%의 환자에게서 나타날 수 있지만, 독성 부작용의 양상과 빈도에 대해 점점 더 잘 인지하고 대처할 수 있게 되면서 사망 위험이 점차 낮아지고 있다. 또한 CAR-T세포 제조 과정에서 9% 정도의 실패 가능성이 있기 때문에 여러 차례 검사받고 고가의 비용을 지불하면서 치료제를 기다리던 환자가 적절한 치료제를 투여받지 못할 수도 있다는 문제점이 있다. 촌각을 다투는 환자의 간절한 상황에도 불구하고 제조 지연과 같은 문제가 발생할 수도 있는데, 이를 극복하기 위해 유전자 편집 기술을 사용해 CAR-T세포의 기성품을 생산하는 예비 연구들이 현재 진행 중이다.

CAR-T세포 치료법은 혈액암에서의 성공에도 불구하고, 전체 암의 90%를 차지하고 있는 고형암에서는 여전히 효과를 입증하지 못했다. 고형암은 혈액암과 달리 종양 미세환경 내의 수많은 장애물이 CAR-T세포 치료법의 효과를 방해하는 것으로 여겨진다. 가장 큰 문제는 고형암에서 환자마다 발현하는 암항원의 편차가 무척 크기 때문에 CAR-T세포 치료법의 표적이 될 만한 암항원을 선정하기가 어렵다는 것이다. 게다가 종양 내부의 저산소환경, PD-1 발현, 조절 T세포와 같은 면역억제세포들의 존재 역시 CAR-T세포 치료법이 넘어야 할 난제들이다. 이에 대응하여 현재 4세대 CAR-T세포 치료법이 개발되고 있지만 아직 사람을 대상으로 진행 중인 연구가 없으며, 따라서 이러한 종양 미세환경을 개선할 수 있는 치료법이 병합되어야만 고형암에서 CAR-T세포 치료법이 빛을 볼 수 있을 것이다.

TCR 치료법

TCR(T cell receptor, T세포 수용체) 혹은 TCR-T세포(T cell receptor-modified T-cell) 치료법은 CAR-T세포 치료법과 비슷하게 환자의 혈액 내에서 T세포를 추출하여 엔지니어링하는 방식으로, 암을 인식하기 위해 사용되는 수용체(receptor)의 종류가 다르다(그림 15-3). CAR-T세포 치료법이 항체의 일부분을 이용해 암세포 표면에 있는 항원을 인식하는 반면, TCR 치료법은 암세포 표면의 MHC 분자에 탑재되어 있는 항원의 펩티드를 인식하는 TCR을 이용하여 삽입한다. 이러한 특징 때문에 CAR-T세포 치료법은 세포막 표면에 존재하는 항원만을 공격하지만, TCR 치료법은 암세포 내부와 외부에 발현되는 항원 모두를 공격할 수 있다. 또한 종양 미세환경 내의 밀도가 낮은 항원에도 반응할 수 있고, 표적하지 않은 항원에 대해서도 면역반응이 유도되는 항원결정부확산현상(epitope spreading)을 유도할 수 있다. 하지만 TCR이 세포를 인지하기 위해서는 암세포 표면에 MHC 분자가 존재해야 하므로

그림 15-3 TCR 치료법과 CAR-T세포 치료법의 차이 [출처: Fesnak AD, June CH, Levine BL. "Engineered T cells: the promise and challenges of cancer immunotherapy". *Nature Reviews Cancer* 2016;16(9):566-647.]

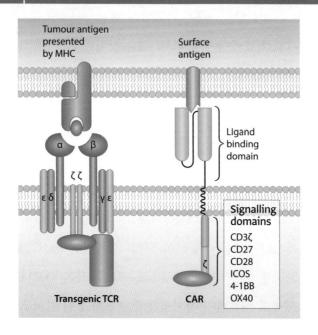

MHC를 하향 조절하는 암세포에는 반응하지 못한다는 것이 단점이다. 또한 CAR-T세포 치료법과 마찬가지로 편차가 큰 특이 암항원을 정확히 골라서 찾기 어려운 점이 있다. 이처럼 CAR-T세포 치료법과 TCR 치료법은 서로 다른 장단점을 가지고 있어서 치료하고자 하는 암의 특성에 맞게 적용할 필요가 있다.

TCR 치료법은 다양한 자극에 반응하도록 설계하여 다양하게 적용할 수 있으나, 종양 표적 외의 독성이 발생할 수 있으므로 표적 선정 시 주의를 요한다. 예를 들어 암항원인 MART-1을 표적으로 할 경우, 암조직뿐만 아니라 정상 조직에도 MART-1이 일부 존재하므로 안구, 피부, 귀에 독성이 유발될 수 있다. MAGE-A3 암항원을 표적할 때도 상당 수준의 신경독성과 심장독성이 발생할 수 있다. 하지만 잠재적 독성에도 불구하고 TCR 치료법의 초기 임상시험 결과는 매우 유망해 보이는데, NY-ESO-1을 표적으로 하는 TCR 치료법은 1·2상 임상시험에서 무려 80%의 치료 반응률을 보여주었다. 향후 유전자 분석 기술의 발전으로 더 적절한 표적 항원을 선정할 수 있게 된다면, 부작용을 최소화하면서 치료 효과를 강화하는 새로운 면역세포치료제의 개발이 가능해질 것으로 기대한다.

16장

대사치료제

대사를 조절하여
암면역을 조절하기

인체에 공급되는 포도당, 단백질, 지방 형태의 영양소는 세포 단위에서 적절한 대사 과정을 거치는데, 암세포는 정상 세포와 달리 대사 과정의 조절장애를 가지고 있다. 암세포의 대사 조절 장애는 궁극적으로 면역억제성 종양 미세환경을 생성하고, 이는 면역항암치료의 반응률을 감소시킨다. 암세포가 사용하는 영양 소들은 대개 면역세포에도 중요한 경우가 많아서 암 대사를 조절하는 치료법 개발은 쉽지 않다. 하지만 종양 미세환경 내의 특정 영양소가 면역세포보다 암세포에서 좀 더 중요한 역할을 한다는 사실을 바탕으로 암의 성장을 억제하면서 면역세포 활성화를 유도하는 치료법을 개발할 수 있다. 종양 내부의 주요 대사 표적으로는 포도당, 젖산, 아미노산, 지질 등을 꼽을 수 있다.

포도당과 젖산

오래전부터 많은 과학자들은 암세포가 정상 세포에 비해 포도당(glucose)을 비정상적으로 사용한다는 사실을 알고 있었다. 이러한 현상은 와버그 효과(Warburg effect)라고 알려졌는데, 암세포는 유산소 환경에서 정상 세포보다 포도당을 아주 빠르게 분해하고 젖산(lactate)을 배출한다. 따라서 암조직 내부에서는 포도당이 점차 고갈되고 젖산이 축적되면서 산성화가 발생하고, T세포의 기능에 장애가 생기며 사이토카인 생성이 억제된다. 이 상황에서 MDSC나 종양연관 대식세포와 같은 면역억제세포들까지 늘어난다. 결국 비정상적인 암세포의 대사 과정이 암조직 내부의 면역억제를 유발하는 것이다.

이러한 비정상적인 포도당 대사를 교정하려는 다양한 연구가 진행 중이다. 다만 암세포가 포도당을 잘못된 방식으로 활용하고 있다는 이유가 암 환자의 포도당 섭취를 제한하거나 중단하려는 시도를 정당화하지는 않는다. 암세포는 생존의 달인이므로 포도당이 부족하면 아미노산과 같은 중요한 성분을 대신 분해해서 스스로 포도당을 만들어 생존한다! 따라서 단순히 포도당 섭취를 줄이는 것은 효과가 없으며, 오히려 체중 감소와 근육 손실 등을 유발할 수도 있다. 따라서 근본적인 치료법은 암 내부에서 벌어지는 잘못된 포도당 대사와 젖산 대사를 교정하는 것이다.

대표적인 방법은 에너지 조절 AMPK(AMP-activated protein

kinase) 경로를 활성화하는 메트포르민(Metformin) 또는 펜포르민(Phenformin)과 같은 비구아니드 계열의 약물을 사용하는 것이다. 메트포르민은 익히 알려진 당뇨약이지만, 펜포르민은 당뇨약으로 개발되었다가 유산산증의 위험 때문에 당뇨약으로의 개발이 중단된 대신 동물실험 결과 고형암 및 혈액암에서 항암 효과를 보여주었다. 피부암을 가진 생쥐에 펜포르민을 투여했을 때, MDSC와 같은 면역억제세포가 감소하여 면역관문억제제의 효능이 증가된다는 연구가 보고된 바 있다. 게다가 포도당 대사 조절뿐만 아니라, MAPK(Mitogen-activated protein kinase) 신호경로를 억제하고 암혈관 생성을 막는 효과도 가지고 있다. MAPK 신호경로는 흑색종과 같은 암에서 특히 중요하므로, 현재 BRAF V600E 돌연변이를 가지고 있는 흑색종 환자에게 다브라페닙, 트라메티닙과 병합하여 펜포르민을 사용하는 초기 임상시험이 진행 중이다.

그 밖에도 표적치료제인 mTOR(Mammalian or mechanistic target of rapamycin) 억제제가 포도당 대사 과정을 조절할 수 있는 것으로 알려져 있다. 이러한 약들은 포도당 대사뿐만 아니라 복잡한 기전을 통해 면역세포와 혈관에 동시에 영향을 미친다. 현재 mTOR가 CD8+ T세포와 같은 면역세포의 분화 및 기능에 미치는 영향에 관한 연구들이 활발히 진행되고 있다.

암조직 내에서 젖산의 생산 자체를 줄이거나, 젖산을 체내에서 빠르게 제거해 젖산의 농도를 낮추는 치료법에 관한 여러 연구도 진행되고 있다. 모노카르복실레이트 수송체(MCT)에 대한 표적치료제는 포도당을 많이 사용하는 암에서 젖산이 암세포 밖으로 배출되는 것을 막아, 종양의 산성화 및 면역억제를 방지할 수 있는 것으로 알려져 있다. 이러한 결과를 바탕으로 AZD3965와 같은 MCT1 억제제를 이용한 1상 임상시험이 진행 중이다. LDHA(Lactate dehydrogenase A) 억제제 또한 젖산 생성을 억제하는데, 동물실험에서 좋은 결과를 보여주었기에 향후 임상 단계의 개발이 기대된다.

트립토판과 키뉴레닌

아미노산 역시 암대사 관련 치료의 중요한 표적 중 하나인데, 그중 트립토판(Tryptophan)이 주목받고 있다. 암세포는 IDO(Indoleamine 2,3-dioxygenase)와 TDO(Tryptophan 2,3-dioxygenase)라는 효소를 이용하여 트립토판을 키뉴레닌(Kynurenine)이라는 강력한 면역억제물질로 대사한다.

키뉴레닌은 암조직 내에서 MDSC나 조절 T세포와 같은 면역억제세포의 수를 늘리며, 킬러 세포인 T세포의 기능을 떨어뜨린다. 따라서 IDO를 억제하여 트립토판이 키뉴레닌으로 분해되는 것을 막는 다양한 IDO 억제제가 개발 중이다(그림 16-1). 이와 연관한 연구 중에서 IDO 억제제와 면역항암제인 키트루다를 병합한 ECHO-301 및 KEYNOTE-252라는 3상 임상시험이 알려

그림 16-1 | 키뉴레닌 차단 면역항암제의 작동 원리

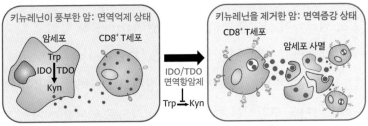

키뉴레닌이 풍부한 암: 면역억제 상태

암세포   CD8⁺ T세포

Trp
IDO TDO
Kyn

IDO/TDO
면역항암제

Trp ⊣ Kyn

키뉴레닌을 제거한 암: 면역증강 상태

CD8⁺ T세포

암세포 사멸

● PD-1   ● CTLA-4   ● 키뉴레닌   ● 그란자임   αPD-1   αCTLA-4

졌는데, 흑색종 환자를 대상으로 진행되었지만 안타깝게도 최종 연구 결과가 긍정적이지는 못했다. 하지만 이러한 결과가 트립토판, 키뉴레닌과 같은 대사물질들의 면역조절 작용을 부정하는 것은 아니며, 우리 팀에서도 최근에 학회와 논문을 통해 발표했지만 키뉴레닌을 억제하기 위해서는 IDO뿐 아니라 TDO를 함께 차단해야 약제의 치료 효과를 얻을 수 있을 것으로 보인다. 향후에 개발될 차세대 약물들은 키뉴레닌 농도가 매우 높은 암이 있는 환자들에게 도움이 될 수 있을 것이다.

아르기닌

아르기닌(Arginine) 대사 또한 최근에 큰 관심을 끌고 있다. 간암, 흑색종과 같은 특정 암세포들은 아르기닌을 합성할 수 없기

에 주변 환경으로부터 공급받아야 생존할 수 있다. 이를 바탕으로 아르기닌을 고갈시키는 ADI-PEG 20과 같은 약물이 개발되었고, 현재까지 특별한 부작용 없는 안전한 약물로 알려져 있다. 다만 ADI-PEG 20은 단독치료로는 효과가 크지 않으므로 면역관문억제제와 병합한 치료법이 곧 임상시험에 들어갈 예정이다.

아르기닌을 고갈시켜 암세포를 직접적으로 억제하는 치료 전략과는 반대로, 오히려 아르기닌 농도를 높여 작동 T세포와 같은 면역세포를 활성화하려는 시도도 진행되고 있다. 완전히 반대의 기전으로 어떻게 같은 효과를 얻고자 하는지 의아할 수 있지만, 면역억제세포들이 T세포가 이용해야 할 아르기닌을 분해하는 바람에 T세포의 면역반응이 저하된다는 사실이 밝혀졌다. 물론 시소와 같이 균형이 필요한 상황에서 어느 쪽의 손을 들어줘야 타당한지에 관해서는 매우 세밀한 접근이 필요하다. 현재 아르기닌의 분해를 막아서 T세포를 활성화하는 병합치료법이 초기 임상시험을 거치고 있다.

아데노신

최근 들어 여러 연구자의 관심을 받는 대사물질 중 하나가 바로 아데노신(Adenosine)으로 이는 면역억제 효과를 보인다. 면역억제세포인 조절 T세포는 사멸하면서 ATP(Adenosine triphosphate)를 방출하는데, CD39나 CD73 단백질이 ATP를 이용해서 아데노신을 만든다. 즉, 조절 T세포는 살아 있는 상태에서도 면역을 억제하지만, 죽으면서 또 다른 면역억제 물질을 남기는 것이다. 항암치료 측면에서는 참 번거로운 적이긴 하나, 끝까지 자기 역할에 충실한 모습은 인체의 신비가 아닐 수 없다. 현재 CD39 또는 CD73에 대한 표적치료제를 이용해 아데노신이 합성되는 과정을 차단하거나, 아데노신이 A2A 아데노신 수용체에 결합하는 것을 막으려는 다양한 연구가 활발히 진행되고 있다.

지질

지질(Lipid) 혹은 콜레스테롤은 암조직 내부에서 면역반응을 조절하는 표적이다. 지질을 많이 함유한 MDSC는 면역억제를 더 많이 유발하는 경향성이 있다. 또한 지질은 암세포와 면역세포의 상호작용에 관여하는 것으로 알려져 있다. 동물실험에서 콜레스테롤이 에스테르화되는 것을 차단했을 때, 암을 공격하는 세포인 CD8 T세포의 증식이 늘어난다는 사실이 밝혀진 바 있다. 특히 동맥경화증 치료제인 아바시미브(Avasimibe)가 D-1 면역항암제와 동반 투여되었을 때 피부암의 성장을 억제한다는 사실이 보고되었는데, 아바시미브의 본래 개발 목적인 고지혈증 치료 효과는 기대에 미치지 못했으나 면역항암제와의 병합치료 파트너로 활용될 여지가 있다. 다른 동물실험에서는 지방산의 산화가 증가할수록 면역관문억제제의 치료 효과가 증가한다는 보고가 있어서 향후 병합치료법을 시도해볼 필요가 있다. 소포체 XBP1 산화 스트레스 인자가 지질 대사를 조절하여 선천면역 및 적응면역 모두를 활성화하고, 그 결과 항암면역반응을 유발할 수 있다는 연구 결과 또한 알려져 있다.

17장

혈액으로 치료 반응을
예측한다

혈액검사를 통한
치료 반응 예측 바이오마커들

　면역항암치료는 일부 환자에게만 효과가 있어서 어떤 특성을 가진 암종과 환자를 선택하느냐가 현재 가장 관심이 뜨거운 연구 분야다. 6장에서 살펴본 치료 반응 예측 바이오마커들—종양 조직에서의 PD-L1 단백질 발현, MMR 결손과 MSI 유무, TMB 등—이 현재 진료 현장에서 사용되고 있음을 살펴보았다. 그러나 종양 조직을 충분히 얻기 어려울 수도 있고, 환자에게 위해를 가할 수 있는 침습적인 조직검사를 반복하여 그 변화 양상을 관찰하기는 매우 어려우므로 비교적 간단한 혈액검사로 이를 보완할 수 있을지에 관한 관심이 높아지고 있다.

　최근 우리 팀에서는 기존에 발표된 혈액검사를 통한 면역항암제의 효과 또는 예후를 예측하는 다양한 연구를 검토한 후 정리

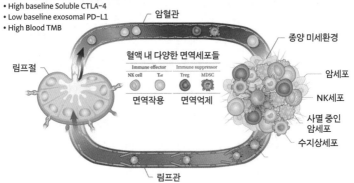

그림 17-1 혈액으로 면역항암치료 효과를 예측하는 방법 [출처: An HJ, Hong JC, Kim C. "Peripheral blood-based biomarkers for immune checkpoint inhibitors". *International Journal of Molecular Sciences* 2021;22(17):9414.]

면역항암제의 좋은 치료 반응을 예측하는 인자

- High baseline PD-1$^+$ CD8 T cells
- On-treatment increases in Ki-67$^+$ CD8 T cells
- High baseline T$_{CM}$ / T$_{eff}$ ratio
- High baseline CD8$^+$ T$_{EM}$ cells
- High baseline TCR diversity and on-treatment increase in TCR clonality
- High baseline differentiated CD4 T cells
- High baseline CD62L^{low}CD4$^+$ T cells
- High post-treatment Tregs / LOX-1$^+$ MDSC ratio
- On-treatment decrease in IL-6 and IL-8
- On-treatment decrease in ctDNA
- High baseline Soluble CTLA-4
- Low baseline exosomal PD-L1
- High Blood TMB

면역항암제의 나쁜 치료 반응을 예측하는 인자

- High baseline PD-L1$^+$ CD8 T cells
- High baseline immunosenescent CD8 T cells
- High baseline TIGIT$^+$PD-1$^+$ CD8 T cells
- High baseline M-MDSCs (Lin$^-$CD14$^+$HLA-DR$^{-/low}$)
- High baseline IL-6
- High baseline IL-8
- High baseline IL-10
- High baseline soluble PD-1 and PD-L1
- High baseline CRP or LDH
- Presence of CTCs

하여 논문으로 발표했다. 그림 17-1은 그러한 치료인자들을 정리해서 보여주는데, 이번 장에서는 혈액검사로 활용할 수 있는 치료 반응 예측 바이오마커들에 대해 알아보겠다. 다만 이러한 검사들은 아직 상용화되지 않았으므로 원한다고 받을 수 있는 것은 아니며, 충분한 경험과 시설을 가진 연구실을 확보한 기관에서는 분석이 가능하다.

면역항암제의 치료 효과와 관련된 혈액 내 면역세포

가장 많이 연구된 것은 혈액 내 CD8 T세포이다. 이 중 PD-1을 발현하는 CD8 T세포(PD-1⁺ CD8 T세포)가 높을수록 면역항암제에 반응이 좋은 것으로 보고되었다. 특히 약제 투약 후 PD-1⁺ CD8 T세포가 급격히 증가할수록 면역항암제에 반응이 길게 지속된다는 결과는 여러 연구에서 일관되게 나타난다. 기능적으로는 면역노화(Immunosenescence) 특징을 보이는 CD8 T세포가 면역항암제에 대한 낮은 치료 반응 혹은 급격한 병의 악화 등과 같은 불량한 예후와 연관성이 있다. T세포의 분화 과정 중 기억 T세포(Memory T cell)는 좋은 예후와 관련 있는 반면, 최종 단계로 분화된 작동 CD8 T세포(CD45RA⁺ CDR7⁻ CD27⁻ CD28⁻)는 불량한 예후와 연관되어 있다. 특히 기억 T세포 및 작동 T세포의 비율 등이 향후 유용한 바이오마커로 활용될 가능성이 있다.

암세포를 인식하는 T세포 수용체(T cell receptor, TCR)의 클론성과 다양성에 관한 연구도 전 세계적으로 활발히 진행되고 있다. 치료 전 TCR 다양성이 높을수록, 그리고 약제 투약 4~6주 후 특정 T세포의 클론성이 증가할수록 면역항암제의 좋은 예후와 관련된 것으로 알려졌다. 특히 고분화 CD4 T세포(CD27⁻ CD28 low/negative), 보조 T세포 등 특정 CD4 T세포 또한 면역항암제의 좋은 예후와 연관 있다.

면역을 억제하는 기능으로 잘 알려진 골수유래억제세포

(MDSC)와 조절 T세포 또한 연구가 지속되고 있다. 최근의 결과들을 보면 MDSC는 불량한 예후와 연관된 반면 조절 T세포는 좋은 예후와 관련되어, 조절 T세포와 MDSC의 상대적인 비율이 면역항암제 반응 예측에 도움이 될 수 있음을 시사한다. 그 밖에 NK세포나 TIGIT⁺ CD8 T세포 등 다양한 면역세포들에 관한 연구가 있지만, 아직 소수의 암 환자들에게만 시행된 상황이어서 추후 대규모의 연구를 통한 검증이 필요하다.

표 17-1	면역항암제의 치료 효과와 관련된 혈액 내 면역세포 [출처: An HJ, Hong JC, Kim C. "Peripheral blood-based biomarkers for immune checkpoint inhibitors". *International Journal of Molecular Sciences* 2021;22(17):9414.]

바이오마커	암의 종류	면역항암 치료	N	결과	참고문헌
CD8 T세포	비소세포폐암	PD-(L)1 면역항암제	94	면역항암제 치료 전에 낮은 수치일수록 더 좋은 치료 반응 및 무진행 생존 기간과 연관됨.	Nabet BY, et al. 2020.[1]
PD-L1⁺ CD8 T 세포	흑색종	여보이 ± 옵디보	190	치료 전에 높을수록 예후가 불량함.	Jacquelot N, et al. 2017.[2]
PD-1⁺ CD8 T 세포, NK세포	비소세포폐암	옵디보	31	옵디보 치료 전에 높은 수치일수록 더 좋은 치료 반응 및 예후를 보임.	Mazzaschi G, et al. 2019.[3]
PD-1⁺ CD8 T 세포	MSI-High 위암	키트루다	19	키트루다 치료 중 PD-1⁺ CD8 T세포 수가 증가하면 장기간 지속되는 치료 반응을 기대할 수 있음.	Kwon M, et al. 2021.[4]
Ki-67⁺ PD-1⁺ CD8 T세포	비소세포폐암	PD-1 면역항암제	29	PD-1⁺ CD8 T세포가 치료 4주 이내에 빠르게 증식하게 되면 치료 반응 및 예후가 좋음.	Kamphorst AO, et al. 2017.[5]
Ki-67⁺ CD8 T 세포	흑색종	키트루다	47	PD-1⁺ CD8 T세포가 키트루다 치료 6주 이내에 빠르게 증식하면 치료 반응이 좋음.	Huang AC, et al. 2017.[6]
Ki-67⁺ CD8 T 세포	흉선암/ 비소세포폐암	키트루다 또는 옵디보	64/ 46	PD-1⁺ CD8 T세포가 치료 7일 이내에 빠르게 증식하게 되면 치료 반응이 더 높고, 장기 생존이 가능함.	Kim KH, et al. 2019.[7]

TIM-3⁺ T세포	비소세포폐암 신장암	PD-1 면역항암제	43	치료 중에 TIM-3 발현하는 T세포가 증가하면 치료 반응 및 생존이 불량함.	Juliá EP, et al. 2019.[8]
TIM-3⁺ T세포	식도암	옵디보	20	옵디보 치료 중에 TIM-3 발현하는 T세포가 증가하면 치료 반응이 좋음.	Kato R, et al. 2018.[9]
면역노화 CD8 T세포	비소세포폐암	PD-(L)1 면역항암제	83	치료 전에 면역 노화 CD8 T세포가 많을수록 치료 반응이 낮고, 생존율도 떨어짐.	Ferrara R, et al. 2021.[10]
T^{CM}/T^{eff} ratio	흑색종 비소세포폐암	옵디보	43/ 40	옵디보 치료 전 T^{CM}/T^{eff} 비율이 무진행 생존 기간과 관련됨.	Manjarrez-Orduño N, et al. 2018.[11]
CD8⁺ T^{EM} 세포	흑색종	PD-1 면역항암제	51	치료 시작 4주 이내에 CD8⁺ T^{EM}세포가 높으면 치료 효과가 좋음.	Krieg C, et al. 2018.[12]
CD8⁺ T^{EM} type 1 세포	흑색종	여보이	137	여보이 치료 전 CD8⁺ T^{EM} type 1 T세포(CD45RA⁻ CCR7⁻ CD27⁻ CD28⁺)가 많을수록 치료 반응이 높고, 더 오래 생존함.	Wistuba-Hamprecht K, et al. 2017.[13]
CD8⁺ T^{EM} 세포, TIGIT⁺ PD-1⁺ CD8 T세포	비소세포폐암	PD-(L)1 면역항암제	263	CD8⁺ T^{EM}세포가 적거나, 심하게 탈진된 T세포 (TIGIT⁺ PD-1⁺ CD8⁺)가 많을수록 암의 급속 진행 가능성이 높고, 생존 기간이 짧음.	Kim CG, et al. 2019.[14]
TCR diversity and clonality of PD-1⁺ CD8 T 세포	비소세포폐암	PD-(L)1 면역항암제	40	치료 전에 T세포 수용체(TCR)의 다양성이 높고, 치료 중 T세포 수용체의 클론성이 높을수록 무진행 생존 기간이 길어짐.	Han J, et al. 2020.[15]
Highly differentiated CD4 T 세포, 조절 T 세포	비소세포폐암	PD-(L)1 면역항암제	83	치료 전에 고분화 T세포(CD27⁻ CD28^{low/⁻})가 많고 조절 T세포가 적을수록 치료 반응이 높고, 생존 기간도 길어짐.	Zuazo M, et al. 2019.[16]
CD62 L^{low}CD4⁺ T세포, 조절 T세포	비소세포폐암	옵디보	126	옵디보 치료 전에 CD62L^{low} CD4⁺ T세포가 많을수록 치료 반응 및 생존 기간이 길어짐. 또한 면역항암제에 잘 반응하는 환자의 치료 전 조절 T세포의 수가 적음.	Kagamu H, et al. 2020.[17]
M-MDSC	흑색종	여보이	68	M-MDSC(Lin-CD14⁺ CD11b⁺ HLA-DR^{low/⁻}) 세포가 여보이 치료 전과 치료 6주째에 낮은 환자가 더 오래 생존함.	Kitano S, et al. 2014.[18]
M-MDSCs, 조절 T세포	흑색종	여보이	209	치료 전 혈액에 존재하는 M-MDSC 세포 수(Lin-CD14⁺ HLA-DR^{-/low}) 는 전체 생존 기간과 반비례하고, 조절 T세포 수(CD4⁺ CD25⁺ FoxP3⁺)는 전체 생존 기간과 비례함.	Martens A, et al. 2016.[19]

3부_면역항암치료의 미래 전망

M-MDSCs, 조절 T세포	흑색종	여보이	35	치료 6주 이내에 M-MDSC 세포 수 (Lin1⁻ HLA-DR⁻ CD33⁺ CD11b⁺)가 감소하거나 조절 T세포 수가 증가할 때, 무진행생존 기간이 더 길어짐.	Tarhini AA, et al. 2014.[20]
LOX-1⁺ PMN-MDSCs, 조절 T세포	비소세포폐암	옵디보	63	조절 T세포와 LOX-1⁺ PMN-MDSC 세포의 비율이 0.39 이상일 때, 무진행 생존 기간이 더 길어짐.	Kim HR, et al. 2019.[21]

면역항암제의 치료 효과와 관련된 혈액 내 사이토카인과 수용성 인자

면역세포 외에 면역항암치료의 효과를 예측할 수 있는 혈액학적 바이오마커로는 단연 사이토카인을 꼽을 수 있다. 여러 사이토카인 중 IL-6, IL-8의 혈중 농도에 관한 연구가 있는데, 면역항암제 투여 후 IL-6, IL-8이 감소하게 되면 반응과 예후가 좋았다는 보고가 있다. 다만 이러한 결과는 일부 암종, 일부 면역항암제에서만 보고되었으므로 모든 암에서 동일할 것이라고 속단하기는 이르다.

PD-1, CTLA-4와 같은 면역관문 단백질의 수용성 형태를 측정하거나, 엑소좀(Exosome)에서의 발현 수준을 면역항암제 치료 효과와 연관시킨 연구들이 있었는데, 연구마다 다양한 결과를 보고하고 있어 추후 후속 결과를 지켜볼 필요가 있다.

바이오마커	암의 종류	면역항암 치료	N	결과	참고문헌
IL-6	비소세포폐암	PD-(L)1 면역항암제	47	치료 중 IL-6이 감소하는 환자의 무진행 생존 기간이 더 김.	Keegan A, et al. 2020.[22]
IL-8	흑색종 비소세포폐암	PD-1 면역항암제 ± 여보이	44 /19	치료 중 IL-8이 감소하게 되면 면역항암치료 효과가 더 좋음.	Sanmamed MF, et al. 2017.[23]
	방광암(요로상피세포암), 신장암	티쎈트릭	1445	치료 전 IL-8이 높은 환자에게서 티쎈트릭의 효과가 떨어짐. 하지만 티쎈트릭 치료 중에 IL-8이 감소한다면 생존 기간이 길어질 수 있음.	Yuen KC, et al. 2020.[24]
IL-10	흑색종	여보이	35	IL-10과 TGF-β를 함께 측정한다면 여보이의 치료 효과 예측에 도움이 됨.	Tarhini AA, et al. 2015.[25]
		PD-1 면역항암제	18	치료 전 IFN-γ/IL-10 비율이 높을수록 무진행 생존 기간이 더 길어짐.	Giunta EF, et al. 2020.[26]
수용성 CTLA-4	흑색종	여보이	113	여보이 치료 시작 직전 혈액 내 수용체 CTLA-4 농도가 높을수록 반응률이 높고, 생존 기간이 길어짐.	Pistillo MP, et al. 2019.[27]
수용성 PD-1 또는 PD-L1	흑색종	PD-1 면역항암제	222	혈액 내 PD-1 또는 PD-L1 농도가 높을수록 PD-1 면역항암제의 치료 효과가 낮음.	Ugurel S, et al. 2020.[28]
CRP	다양한 고형암	PD-1 면역항암제	326	치료 전 혈액에서 CRP 수치가 높을수록 생존 기간이 짧음.	Iivanainen S, et al. 2020.[29]
	신장암	옵디보	42	신장암 환자의 옵디보 치료 직후에 CRP 수치가 급상승(flare-response)하게 되면 좋은 예후를 기대할 수 있음.	Fukuda S, et al. 2021.[30]
LDH	다양한 고형암	면역항암 치료	155	치료 전 LDH 수치가 높으면 예후가 불량함.	Bigot F, et al. 2017.[31]
	흑색종	키트루다	616	키트루다 치료 전 LDH 수치가 낮을수록 흑색종의 예후가 좋음.	Weide B, et al. 2016.[32]

혈중 암세포 (CTCs)	비소세포폐암	PD-(L)1 면역항암제	104	혈중 암세포가 존재하면 면역항 암제의 장기 치료 성적이 불량함.	Tamminga M, et al. 2019.[33]
혈중 암DNA (ctDNA)	비소세포폐암	임핀지	28	임핀지 치료 초기에 혈중 암DNA 수치가 감소할수록 더 좋은 치료 반응 및 생존 기간을 기대할 수 있음.	Raja R, et al. 2018.[34]
		키트루다 + 항암치료	62	혈중 암DNA의 감소가 치료 효과 와 관련됨.	Ricciuti B, et al. 2021.[35]
	다양한 고형암	키트루다	94	키트루다 치료 전 혈중 암DNA 수 치가 치료 반응률, 생존 기간과 연 관됨.	Bratman SV, et al. 2020.[36]
혈중 암 돌연변이부담 (bTMB)	비소세포폐암	PD-(L)1 면역항암제	98	혈중 암돌연변이부담을 이용해 폐암 환자에게서 PD-1/PD-L1 면 역항암제의 치료 반응을 예측할 수 있음.	Wang Z, et al. 2019.[37]
		티쎈트릭	216	혈중 암돌연변이부담이 높을수록 티쎈트릭의 치료 효과가 좋음.	Gandara DR, et al. 2018.[38]
엑소좀	흑색종	키트루다	44	키트루다 치료 전 엑소좀 PD-L1 이 낮고, 치료 중 엑소좀 PD-L1이 증가하면 치료 반응이 좋음.	Chen G, et al. 2018.[39]
		여보이	59	엑소존 PD-1이 높으면 여보이 치 료의 예후가 더 좋음.	Tucci M, et al. 2017.[40]

혈중 암세포(Circulating tumor cells, CTCs) 혹은 혈중 암DNA(ctD-NA)의 연관성에도 많은 관심이 집중되고 있다. 혈중 CTCs, ctDNA가 높을수록 인체 내 종양의 부담이 크다는 사실을 간접적으로 시사하므로 면역항암제에 반응이 좋지 않을 것을 충분히 예측할 수 있다. 면역항암제 투여 후 CTCs, ctDNA 수치의 감소 또한 좋은 반응을 예측할 수 있는 바이오마커로서의 가능성이 있다. 암조직의 돌연변이부담(TMB)이 바이오마커로서 지니는 가

치를 6장에서 설명했는데, 이와 유사하게 혈중 암돌연변이부담(Blood TMB, bTMB) 역시 높게 측정될수록 면역항암제에 반응이 좋은 것으로 보고되고 있어 추후 바이오마커로의 활용이 매우 기대된다.

이처럼 면역항암제의 반응을 예측하기 위해 종양 조직을 사용해야 하는 불편과 침습적인 검사의 위험성을 피하고자 한다면 혈중 바이오마커가 좋은 대안인 건 틀림없다. 면역항암제의 작용에는 종양 자체뿐 아니라 면역세포를 포함한 종양 미세환경에 관련한 다양한 인자가 관여한다. 따라서 조직과 혈액에서 얻을 수 있는 정보를 통합하여 정확한 반응과 예후를 예측하는 것이 가능해질 것으로 기대하고 있다. 게다가 혈액뿐만 아니라 암종에 따른 고유한 체액(liquid), 이를테면 방광암 및 신장암에서는 소변, 위암 및 대장암에서는 대변과 같이 상대적으로 쉽게 채취할 수 있는 검체에서 바이오마커를 발굴할 수 있다면 암 환자들에게 더욱더 많은 도움이 될 것이다. 물론 이러한 바이오마커들의 정확성이 직접 암조직에서 얻어낸 결과와 높은 일치도를 보여야 한다는 전제가 있긴 하다. 아직은 현재까지의 연구들이 대부분 흑색종과 폐암에 국한되어 있으므로 최근에야 면역항암제를 활발하게 사용하고 있는 타 암종에서의 연구 결과도 기다려볼 필요가 있다.

가까운 미래, 치료 전 면역항암제의 이득을 볼 수 있는 환자군을 미리 선별하고 약제 투약 후 바이오마커의 혈중 농도 변화를

통해 치료 반응의 여부와 지속 정도, 내성 발현 등을 예측할 수
있는 시대가 머지않았다.

참고문헌

7장 ——

1   Ferrara R, et al. "Hyperprogressive disease in patients with advanced non-small cell lung cancer treated with PD-1/PD-L1 inhibitors or with single-agent chemotherapy". *JAMA Oncol* 2018;4:1543-1552.

2   Lo Russo G, et al. "Antibody-Fc/FcR interaction on macrophages as a mechanism for hyperprogressive disease in non-small cell lung cancer subsequent to PD-1/PD-L1 blockade". *Clinical Cancer Research* 2019;25:989-999.

3   Tunali I, et al. "Novel clinical and radiomic predictors of rapid disease progression phenotypes among lung cancer patients treated with immunotherapy: an early report". *Lung Cancer* 2019;129:75-79.

4   Kim CG, et al. "Hyperprogressive disease during PD-1/PD-L1 blockade in patients with non-small-cell lung cancer". *Annals of Oncology* 2019;30:1104-1113.

5   Forschner A, et al. "MDM2, MDM4 and EGFR amplifications and hyperprogression in metastatic acral and mucosal melanoma". *Cancers(Basel)* 2020;12:540.

6   Nakamoto R, et al. "Imaging characteristics and diagnostic performance of 2-deoxy-2-[(18)F]fluoro-D-Glucose PET/CT for melanoma patients who demonstrate hyperprogressive disease when treated with immunotherapy". *Molecular imaging and biology* 2020;23(1):139-147.

7   Sasaki A, et al. "Predictive factors for hyperprogressive disease during nivolumab as anti-PD1 treatment in patients with advanced gastric cancer". *Gastric Cancer* 2019;22:793-802.

8   Saada-Bouzid E, et al. "Hyperprogression during anti-PD-1/PD-L1 therapy in patients with recurrent and/or metastatic head and neck squamous cell carcinoma". *Annals of Oncology* 2017;28:1605-1611.

9   Kim CG, et al. "Hyperprogressive disease during PD-1 blockade in patients with advanced hepatocellular carcinoma". *J Hepatol* 2021;74:350-359.

10 Hwang I, et al. "Hyperprogressive Disease in Patients With Urothelial Carcinoma or Renal Cell Carcinoma Treated With PD-1/PD-L1 Inhibitors". *Clinical Genitourinary Cancer* 2020;18(2):e122-e133.

11 Hwang I, et al. "Hyperprogressive Disease in Patients With Urothelial Carcinoma or Renal Cell Carcinoma Treated With PD-1/PD-L1 Inhibitors". *Clinical Genitourinary Cancer* 2020;18(2):e122-e133.

17장

1 Nabet BY, Esfahani MS, Moding EJ, Hamilton EG, Chabon JJ, Rizvi H, Steen CB, Chaudhuri AA, Liu CL, Hui AB, et al. "Noninvasive early identification of therapeutic benefit from immune checkpoint inhibition". *Cell* 2020;183(e13):363–376.

2 Jacquelot N, Roberti MP, Enot DP, et al. "Predictors of responses to immune checkpoint blockade in advanced melanoma". *Nature Communications* 2017;8:1–13.

3 Mazzaschi G, Facchinetti F, Missale G, et al. "The circulating pool of functionally competent NK and CD8+ cells predicts the outcome of anti-PD1 treatment in advanced NSCLC". *Lung Cancer* 2019;127:153–163.

4 Kwon M, An M, Klempner SJ, et al. "Determinants of response and intrinsic resistance to PD-1 blockade in microsatellite instability-high gastric cancer". *Cancer Discovery* 2021.

5 Kamphorst AO, Pillai RN. Yang S, et al. "Proliferation of PD-1+ CD8 T cells in peripheral blood after PD-1-targeted therapy in lung cancer patients". *Proc. Natl. Acad. Sci. USA* 2017;114:4993–4998.

6 Huang AC, Postow MA, Orlowski RJ, et al. "T-cell invigoration to tumour burden ratio associated with anti-PD-1 response". *Nature* 2017;545:60–65.

7 Kim KH, Cho J, Ku BM, Koh J, et al. "The First-week Proliferative Response of Peripheral Blood PD-1+CD8+ T Cells Predicts the Response to Anti-PD-1 Therapy in Solid Tumors". *Clinical Cancer Research* 2019;25:2144–2154.

8 Juliá EP, Mandó P, Rizzo MM, et al. "Peripheral changes in immune cell populations and soluble mediators after anti-PD-1 therapy in non-small cell lung cancer and renal cell carcinoma patients". *Cancer Immunol, Immunother* 2019;68:1585–1596.

9 Kato R, Yamasaki M, Urakawa S, Nishida K, et al. "Increased Tim-3+ T cells in PBMCs during nivolumab therapy correlate with responses and prognosis of advanced esophageal squamous cell carcinoma patients". *Cancer Immunol, Immunother* 2018;67:1673–1683.

10 Ferrara R, Naigeon M, Auclin E, et al. "Circulating T-cell immunosenescence in patients with advanced non-small cell lung cancer treated with single-agent PD-1/ PD-L1 inhibitors or platinum-based chemotherapy". *Clinical Cancer Research* 2021;27:492–503.

11 Manjarrez-Orduño N, Menard LC, Kansal S, Fischer P, et al. "Circulating T cell subpopulations correlate with immune responses at the tumor site and clinical response to PD1 inhibition in non-small cell lung cancer". *Frontiers in Immunology* 2018;9:1613.

12 Krieg C, Nowicka M, Guglietta S, et al. "High-dimensional single-cell analysis predicts response to anti-PD-1 immunotherapy". *Nature Medicine* 2018;24:144–153.

13 Wistuba-Hamprecht K, Martens A, Heubach F, et al. "Peripheral CD8 effector-memory type 1 T-cells correlate with outcome in ipilimumab-treated stage IV melanoma patients". *European Journal of Cancer* 2017;73:61–70.

14 Kim CG, Kim KH, Lee CY, et al. "Hyperprogressive disease during PD-1/PD-L1 blockade in patients with non-small-cell lung cancer". *Annals of Oncology* 2019;30:1104–1113.

15 Han J, Duan J, Bai H, et al. "TCR repertoire diversity of peripheral PD-1+ CD8+ T cells predicts clinical out-comes after immunotherapy in patients with non-small cell lung cancer". *Cancer immunology research* 2020;8:146–154.

16 Zuazo M, Arasanz H, Fernández-Hinojal G, et al. "Functional systemic CD 4 immunity is required for clinical responses to PD-L1/PD-1 blockade therapy". *EMBO Molecular Medicine* 2019;11:e10293.

17 Kagamu H, Kitano S, Yamaguchi O, et al. "CD4+ T-cell immunity in the peripheral blood correlates with response to anti-PD-1 therapy". *Cancer immunology research* 2020;8:334–344.

18 Kitano S, Postow MA, Ziegler C, et al. "Computational algorithm-driven evaluation of monocytic myeloid-derived suppressor cell frequency for prediction of clinical outcomes". *Cancer immunology research* 2014;2:812–821.

19 Martens A, Wistuba-Hamprecht K, Foppen MG, et al. "Baseline peripheral blood biomarkers associated with clinical outcome of advanced melanoma patients treated

with ipilimumab". *Clinical Cancer Research* 2016;22:2908–2918.

20   Tarhini AA, Edington H, Butterfield L, et al. "Immune monitoring of the circulation and the tumor microenvironment in patients with regionally advanced melanoma receiving neoadjuvant ipilimumab". *PLoS ONE* 2014;9:e87705.

21   Kim HR, Park SM, Seo SU, et al. "The ratio of peripheral regulatory T cells to Lox-1+ polymorphonuclear myeloid-derived suppressor cells predicts the early response to anti-PD-1 therapy in patients with non-small cell lung cancer". *American Journal of Respiratory and Critical Care Medicine* 2019;199:243–246.

22   Keegan A, Ricciuti B, Garden P, et al. "Plasma IL-6 changes correlate to PD-1 inhibitor responses in NSCLC". *Journal for ImmunoTherapy of Cancer* 2020;8:e000678.

23   Sanmamed MF, Perez-Gracia JL, Schalper KA, et al. "Changes in serum interleukin-8(IL-8) levels reflect and predict response to anti-PD-1 treatment in melanoma and non-small-cell lung cancer patients". *Annals of Oncology* 2017;28:1988–1995.

24   Yuen KC, Liu LF, Gupta V, Madireddi S, et al. "High systemic and tumor-associated IL-8 correlates with reduced clinical benefit of PD-L1 blockade". *Nature Medicine* 2020;26:693–698.

25   Tarhini AA, Zahoor H, Lin Y, et al. "Baseline circulating IL-17 predicts toxicity while TGF-1 and IL-10 are prognostic of relapse in ipilimumab neoadjuvant therapy of melanoma". *Journal for ImmunoTherapy of Cancer* 2015;3:39.

26   Giunta EF, Barra G, de Falco V, et al. "Baseline IFN-and IL-10 expression in PBMCs could predict response to PD-1 checkpoint inhibitors in advanced melanoma patients". *Scientific Reports* 2020;10:1–11.

27   Pistillo MP, Fontana V, Morabito A, et al. "Soluble CTLA-4 as a favorable predictive biomarker in metastatic melanoma patients treated with ipilimumab: An Italian melanoma intergroup study". *Cancer Immunology, Immunotherapy* 2019;68:97–107.

28   Ugurel S, Schadendorf D, Horny K, et al. "Elevated baseline serum PD-1 or PD-L1 predicts poor outcome of PD-1 inhibition therapy in metastatic melanoma". *Annals of Oncology* 2020;31:144–152.

29   Iivanainen S, Ahvonen J, Knuuttila A, Tiainen S, Koivunen JP. "Elevated CRP levels indicate poor progression-free and overall survival on cancer patients treated with PD-1 inhibitors". *ESMO Open* 2019;4:e000531.

30   Fukuda S, Saito K, Yasuda Y, et al. "Impact of C-reactive protein flare-response on oncological outcomes in patients with metastatic renal cell carcinoma treated with

nivolumab". *Journal for ImmunoTherapy of Cancer* 2021;9:e001564.

31 Bigot F, Castanon E, Baldini C, et al. "Prospective validation of a prognostic score for patients in immunotherapy phase I trials: The Gustave Roussy Immune Score(GRIm-Score)". European Journal of Cancer 2017;84:212–218.

32 Weide B, Martens A, Hassel JC, et al. "Baseline biomarkers for outcome of melanoma patients treated with pembrolizumab". *Clinical Cancer Research* 2016;22:5487–5496.

33 Tamminga M, deWit S, Hiltermann TJN, et al. "Circulating tumor cells in advanced non-small cell lung cancer patients are associated with worse tumor response to checkpoint inhibitors". *Journal for ImmunoTherapy of Cancer* 2019;7:173.

34 Raja R, Kuziora M, Brohawn PZ, et al. "Early reduction in ctDNA predicts survival in patients with lung and bladder cancer treated with durvalumab". *Clinical Cancer Research* 2018;24:6212–6222.

35 Ricciuti B, Jones G, Severgnini M, et al. "Early plasma circulating tumor DNA (ctDNA) changes predict response to first-line pembrolizumab-based therapy in non-small cell lung cancer(NSCLC)". *Journal for ImmunoTherapy of Cancer* 2021;9:e001504.

36 Bratman SV, Yang SYC, Iafolla MAJ, et al. "Personalized circulating tumor DNA analysis as a predictive biomarker in solid tumor patients treated with pembrolizumab". *Nature Reviews Cancer* 2020;1:873–881.

37 Wang Z, Duan J, Cai S, et al. "Assessment of blood tumor mutational burden as a potential biomarker for immunotherapy in patients with non-small cell lung cancer with use of a next-generation sequencing cancer gene panel". *JAMA Oncol* 2019;5:696–702.

38 Gandara DR, Paul SM, Kowanetz M, et al. "Blood-based tumor mutational burden as a predictor of clinical benefit in non-small-cell lung cancer patients treated with atezolizumab". *Nature Medicine* 2018;24:1441–1448.

39 Chen G, Huang AC, Zhang W, Zhang G, et al. "Exosomal PD-L1 contributes to immunosuppression and is associated with anti-PD-1 response". *Nature* 2018;560:382–386.

40 Tucci M, Passarelli A, Mannavola F, et al. "Serum exosomes as predictors of clinical response to ipilimumab in metastatic melanoma". *OncoImmunology* 2017;7:e1387706.

면역항암치료의 이해

지 은 이 김찬·전홍재

펴 낸 날 1판 1쇄 2022년 5월 3일
         1판 2쇄 2023년 12월 12일

대표이사 양경철
편집주간 박재영
진   행 배혜주
편   집 강지예
디 자 인 박찬희

발 행 처 ㈜청년의사
발 행 인 양경철
출판신고 제313-2003-305(1999년 9월 13일)
주   소 (04074) 서울시 마포구 독막로 76-1(상수동, 한주빌딩 4층)
전   화 02-3141-9326
팩   스 02-703-3916
전자우편 books@docdocdoc.co.kr
홈페이지 www.docbooks.co.kr

ⓒ 김찬·전홍재, 2022

이 책은 ㈜청년의사가 저작권자와의 계약을 통해 대한민국 서울에서 출판했습니다.
저작권법에 의해 보호를 받는 저작물이므로 무단전재와 복제를 금합니다.

ISBN 978-89-91232-73-0 (93510)

책값은 뒤표지에 있습니다.
잘못 만들어진 책은 서점에서 바꿔드립니다.